Quintessence of Dental Technology EXTRA ISSUE

いちから始める！
目で見てわかる！

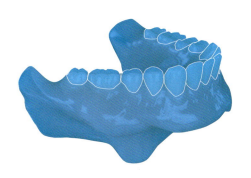

下顎吸着総義歯

Suction-Effective Mandibular Complete Denture

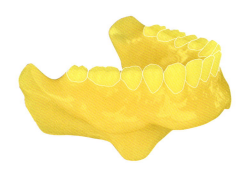
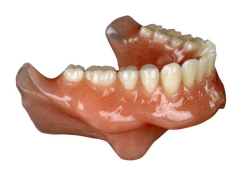

山崎史晃：監著

安達隆帆／飯田雄太／今田裕也／桑名勇至／須藤哲也／永田一樹／林 宏暁：著

クインテッセンス出版株式会社　2024

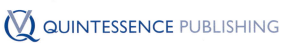

Berlin | Chicago | Tokyo
Barcelona | London | Milan | Paris | Prague | Seoul | Warsaw
Beijing | Istanbul | Sao Paulo | Zagreb

執筆者一覧（五十音順・敬称略）

監著：

山崎史晃（富山県開業・やまざき歯科医院／有床義歯学会 会長）

著：

安達隆帆（山形県開業・安達歯科医院／有床義歯学会 認定医）

飯田雄太（岡山県開業・飯田歯科本院／有床義歯学会 学術プログラム委員）

今田裕也（歯科技工士・協和デンタルラボラトリー／有床義歯学会 指導技工士）

桑名勇至（歯科技工士・入れ歯の技工所 おり鶴／有床義歯学会 学術プログラム委員）

須藤哲也（歯科技工士・Defy／有床義歯学会 副会長）

永田一樹（山形県開業・永田歯科医院／有床義歯学会 指導医）

林 宏暁（山形県・佐藤歯科医院勤務／有床義歯学会 認定医）

発刊にあたって

　「下顎総義歯は浮き上がるものである」という通説を打ち破る「下顎総義歯吸着理論」が阿部二郎氏（歯科医師・有床義歯学会名誉会長）によって提唱されてから早くも20年あまりが経過した。当初は、本理論の核心となる「義歯辺縁全周封鎖のための閉口機能印象採得」を行うために術者が自ら既製の金属トレーを改造する必要があり、その方法が紹介されるようなところから始まったが、そのコンセプトが認められるにつれて専用のトレー（FCBトレー、モリタ）や推奨される印象材などが登場し、また阿部氏を含めた下顎総義歯吸着理論を学び・実践する歯科医師たちの国内・海外を問わない精力的な講演・執筆活動により、多くの術者に採用されるようになっていった。また、これに並行して「吸着」という用語がアカデミアの間でも次第に用いられるようになり、結果として若手臨床家の間でも共通の語彙として受け入れられるようになっていった。現在では、国内・海外を問わず「吸着」そして「suction」は下顎総義歯製作の目標のひとつになったといえる。

　こうした中、小社も下顎総義歯吸着理論について示す書籍・別冊類を種々刊行してきたが、その多くが2010年代までに刊行されたものであり、2020年代に生きる現在の歯科医師の目に触れる新刊というかたちで提供されていない現状があった。また、20年前にくらべていわゆる「活字離れ」が格段に進んでおり、現在の状況に合わせたビジュアルな誌面によって下顎総義歯吸着について継承していく必要があるとも考えられた。そこで本別冊では、月刊「QDT」の別冊という位置づけで、手に取りやすいボリュームと価格でありながら充実のビジュアルで下顎総義歯吸着の知識と実践について読者にお届けする企画とした。著者としては、有床義歯学会会長を勇退された阿部氏の意思を忠実に受け継ぎ、さらに発展させる気概をもった山崎史晃氏（歯科医師・有床義歯学会会長）をはじめ、これからの総義歯界を担う気鋭歯科医師・歯科技工士にお願いし、正統的な下顎総義歯吸着理論をお伝えいただくよう心がけた。本別冊が、読者諸氏の総義歯臨床の一助となれば幸いである。

　そして末筆ながら、多忙な日常臨床や講演・執筆活動の合間に筆を執っていただいた著者の皆様、そして本別冊をお手に取っていただいた読者の皆様に、この場をお借りして謹んでお礼申し上げます。

2024年10月
QDT編集部

QDT別冊 いちから始める！目で見てわかる！
下顎吸着総義歯

発刊にあたって……3
QDT編集部

Part 1　なぜ、下顎総義歯の印象採得の話題は尽きないのか

1 過去に教えられてきた下顎総義歯の印象採得法を振り返る……8
永田一樹

2 下顎吸着義歯のために必要な下顎閉口機能印象とは？……10
永田一樹

Part 2　下顎総義歯の吸着を達成するために：ステップで解説

1 Part 2 の臨床の流れ……14
山崎史晃

2 下顎総義歯吸着のために必要な条件は？　―総義歯辺縁および顎堤粘膜に求められる形態―……16
永田一樹

3 吸着を得るための口腔内・顎堤のチェックポイント　―最低限必要な検査・診断―……20
永田一樹

4 Frame Cut Back トレーを用いた概形印象採得のステップ……24
林 宏暁

5 研究用模型(規格模型)の製作……32
今田裕也

6 下顎総義歯吸着のためのろう堤付き個人トレー製作……36
今田裕也

7 精密印象採得と咬合採得……42
林 宏暁

8 ゴシックアーチトレーサーの製作……54
今田裕也

9 ジーシー バイトトレー(またはセントリックトレー)を用いた簡易咬合採得のステップ……58
林 宏暁

10 ナソメータ M用個人トレーの製作……66
須藤哲也

目次

11 ナソメータ M付き個人トレーの製作とゴシックアーチ描記のステップ……68
山崎史晃

12 ろう堤法とナソメータ Mを用いた手法の比較……76
須藤哲也

13 人工歯排列と歯肉形成……80
桑名勇至

14 重合・リマウント・完成……86
桑名勇至

Part 3　うまくいかない場合のトラブルシューティング

1 吸着印象法で義歯を製作したのに吸着しない……。なぜ！？……90
安達隆帆

Part 4　デジタルデンチャーに向けた展望

1 デジタル技術の活用……100
飯田雄太

2 効率よく高精度にできるデジタルデンチャー……104
飯田雄太

3 総括、これからの展望……110
山崎史晃

Suction-Effective Mandibular Complete Denture

Quintessence of Dental Technology EXTRA ISSUE

Part 1　なぜ、下顎総義歯の印象採得の話題は尽きないのか

Part 1　なぜ、下顎総義歯の印象採得の話題は尽きないのか

1 過去に教えられてきた下顎総義歯の印象採得法を振り返る

執筆：永田一樹

はじめに

　義歯を製作するうえで、最初のステップである印象採得が重要であることはいうまでもない。普段の臨床において印象採得を行う機会はさまざまであるが、総義歯の印象採得でもっとも特徴的なことは、粘膜などの軟組織が印象採得の対象であることである。インレーやクラウンなどの印象採得においては硬組織である歯冠部を対象としており、いわば静的なものの印象を行うことになる。一般開業医において、義歯と比較して歯冠部を治療する症例数は多いので、経験する機会も多いだろう。

　一方、義歯の印象採得は軟組織が対象であり、機能時に形態が変化するため、その動的な組織をどのように印象採得すればよいのかが分かりにくい。インレーやクラウンなどと比較して、経験する症例数も少ないのではないだろうか。

　このように、義歯の印象採得は経験の少ない術者にとっては難易度が高くなる。だからこそ、正確な印象採得のための方法を理解し、適切に実践することが重要である。

床外形を決める3つの方法

　総義歯の印象採得のおもな目的は、辺縁の長さや厚みなどの最終的な義歯の外形を決定することである。床外形の決定法としてはおもに以下の3種類がある[1]（**表1**）。

1）歯科技工士が決定する方法

　ランドマークを含めて印象を大きく採得し、辺縁の長さや厚みに対しては、歯科技工士がその経験から決定する方法である。例として、アルジネート印象材を用いた単回での印象採得などがある。

2）歯科医師主導型（術者誘導型）の印象採得方法

　歯科医師がモデリングコンパウンドなどを用いて筋圧形成を行う方法であり、一般的に大学教育で学ぶことが多い。コンパウンド印象法の目的は、筋肉の付着部位をターゲットとし、顎堤粘膜に広く接し密着することで維持安定を図ることである。おもに開口して行う術者主導型の方法で、部分的に辺縁を形成するため、モデリングコンパウンドの盛り方や軟化の程度、口唇や頬を引く力の程度などが術者の技量や経験に左右される。

3）患者主導型の印象採得方法

　印象採得時に日常生活の代替運動となる動作をしてもらうことで、機能時の舌や粘膜の動きを採得し、辺縁の長さや厚みを決定する。この方法はおもに閉口した状態で全面を一括して印象採得するため、術者の経験や技量に左右されることが少なく、適切な形態の個人トレーと適当な硬さの印象材を用いて印象採得を行えば、誰にでもほぼ再現性のある印象採得が行える。

下顎総義歯の吸着が求められている

　近年、歯周病治療の進歩や平均寿命の延伸により、無歯顎に至る年齢も延伸しており、臨床実感として顎堤の吸収が顕著な症例が多くなっていると感じている。特に上顎よりも下顎において顎堤吸収が顕著な症例が多く、下顎総義歯の維持安定が難しくなっている。患者主導型の閉口機能印象法である吸着印象法であれば、顎堤吸収が著しく密着面積が狭い場合でも、義歯床辺縁を全周封鎖することによる陰圧で吸着を得られるため、維持安定の向上に繋がる。

　このような背景からも、下顎総義歯の維持安定の向上のために、下顎総義歯の吸着が求められている。

1．過去に教えられてきた下顎総義歯の印象採得法を振り返る

義歯床縁の決定方法

	義歯床縁決定方法	例
歯科技工士主導型	大きめに採得された印象体から、歯科技工士が経験により床縁を決定し、義歯を製作する	・アルジネート印象材での単回印象
歯科医師主導型	耐圧面積確保に重点を置き、口腔内を観察しながら、おもに歯科医師のイメージにより床縁を決定する	・コンパウンド印象
患者主導型	おもに患者の機能運動を印象材に移し取り、床縁を決定する	・Ivoclar Vivadent社のBPSシステム ・吸着印象法（閉口機能印象）

表1　義歯床縁の決定方法としては、おもに歯科技工士主導型・歯科医師主導型・患者主導型の3種類がある。

参考文献

1．佐藤勝史．"Questions！" about Suction Dentures．東京：デンタルダイヤモンド社，2021．

Part 1 なぜ、下顎総義歯の印象採得の話題は尽きないのか

2 下顎吸着義歯のために必要な下顎閉口機能印象とは？

執筆：永田一樹

はじめに

日本補綴歯科学会の専門用語集[1]には「機能印象」は"義歯の機能時に義歯床下粘膜に咬合圧をできるだけ均等に負担させるために、被圧変位量に応じた力で加圧し、さらに顎堤周囲可動組織の動的状態をも記録することを目的とした印象"とある。また、「筋圧形成」は"有床義歯において、機能時の頰・口唇・舌の動きに調和した義歯床縁形態を得るために、それらの動的な状態を、モデリングコンパウンドなどを用いて記録する印象操作"とある。前項で述べたように、従来型のおもにモデリングコンパウンドを用いて筋圧形成を行って製作する義歯は、耐圧面積を広くとることで維持安定を図ることをコンセプトとしている。一方、吸着をコンセプトとする義歯では、機能時に義歯床縁を全周辺縁封鎖することで維持安定を図っている[2,3]（図1）。

では、機能時とはどのような時であろうか。これは、おもに咬合時・咀嚼時・嚥下時などを指し、閉口時に行われる。特に下顎総義歯の吸着のために重要なのは、義歯床縁全周を粘膜で完全に封鎖することである。1ヵ所でも封鎖されていない箇所があると、そこから陰圧が壊れてしまい、吸着は得られない。

従来型の義歯と吸着義歯のコンセプトの比較

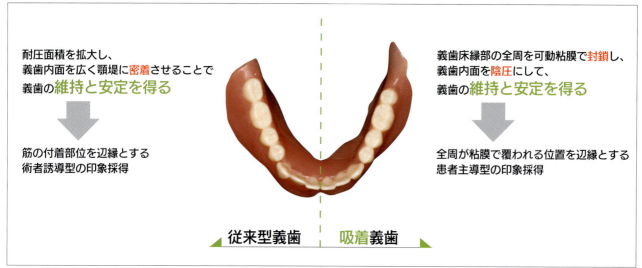

図1 従来型の義歯と吸着義歯のコンセプトの比較（齋藤善広先生〔くにみ野さいとう歯科医院〕・須藤哲也先生〔Defy〕製作による模型〔ニッシンT6-X.1301、ニッシン〕をスキャンして製作した下顎総義歯）。

吸着のメカニズムを以下に示す。まず、顎堤に適合の良い義歯が密着する(図2左)。この状態で嚥下などの動作により咬合すると、顎堤粘膜と義歯の粘膜面の間にある唾液が外に排出され、義歯内面が陰圧になって吸着が生じる(図2中央)。この吸着状態になると、開口しても義歯は外れずに安定する(図2右)。しかし、一度吸着したらそのままずっと吸着し続けるわけではない。咬合力が解除されて下顎が安静な状態になると、内部の陰圧はゆっくりと解放され、義歯は再び唾液上に停滞する(図2左)。これを繰り返すことで吸着が維持される[4]。

このようなメカニズムで下顎総義歯の吸着は成り立っている。印象採得においても、閉口した状態で機能運動を行いながら採得することが重要である。

吸着義歯の原理

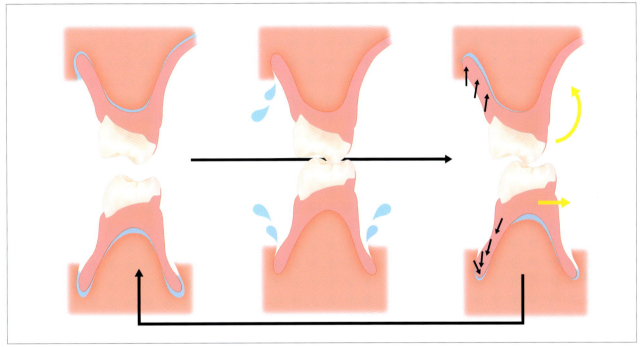

図2　吸着のメカニズム。
左：下顎安静時。適合の良い義歯は顎堤の上で唾液を介して停止し、密着状態になっている。
中央：咬合時(嚥下時)。床縁全周が辺縁封鎖されている義歯に咬合力が加わると唾液が排出され、義歯内は陰圧になり吸着が完成する。
右：吸着の維持。開口による可動粘膜の動きや側方運動によって義歯が浮き上がろうとしても吸着していれば義歯は外れない。
右→左：咬合力が排除され、下顎が再び安静な状態になると内部の陰圧がゆっくりと解き放たれ、義歯は再び唾液上に停滞する。

参考文献

1. (公社)日本補綴歯科学会(編). 歯科補綴学専門用語集 第6版. 東京：医歯薬出版, 2023.
2. 永田一樹, 柏倉直人. 総義歯症例の難易度診断と製作フローチャートの活用. 日本歯科評論. 2019；79(6)：127-36.
3. 阿部二郎(監著), 岩城謙二, 須藤哲也, 小久保京子(著). 下顎総義歯吸着テクニック ザ・プロフェッショナル. 東京：クインテッセンス出版, 2017.
4. 阿部二郎. 誰にでもできる下顎総義歯の吸着. 東京：ヒョーロン・パブリッシャーズ, 2004.

総義歯界待望の新刊出来！

下顎総義歯吸着テクニック
ザ・プロフェッショナル
― Class I／II／III の臨床と技工、そしてエステティック ―

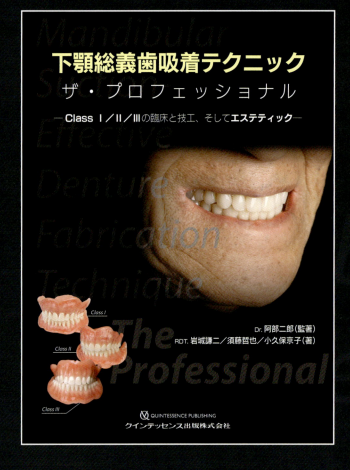

阿部二郎（監著）
岩城謙二／須藤哲也／小久保京子（著）

CONTENTS

Part 1
序論

Part 2
すべては、簡単な口腔診査から始まる　Intra-Oral Examnation

Part 3
総義歯治療成功の鉄則

Part 4
臨床実践1　簡単症例・Class I で良好な顎堤と安定した下顎位をもつ症例

Part 5
臨床実践2　上下顎難症例・Class II -division 2で上顎フラビーガム＆強度の下顎顎堤吸収をもつ症例

Part 6
Class II -division 1の義歯製作方法

Part 7
顎機能障害をともなった Class III の義歯製作方法

難症例でも、
下顎総義歯を吸着させる。
そのための、
ベーシック＆プロフェッショナルテクニックがここにある。

阿部二郎氏が提唱する「下顎総義歯吸着テクニック」は、氏自身はもちろん、これを学んだ臨床家たちの活躍により常識の域にまで達し、世界の臨床家そして患者への福音となった。そして人口の高齢化率がますます高まる昨今、本テクニックの難症例への応用にも注目が集まるようになってきた。そこで本書では、下顎総義歯吸着テクニックの基礎はもちろん、Angle Class II、Class III の難症例への対応法を解説。また、気鋭技工士による審美的総義歯製作法（デンチャーカラーリング）も惜しみなく紹介。総義歯治療に携わる歯科医師・歯科技工士必携の書。

QUINTESSENCE PUBLISHING 日本　●サイズ:A4判変型　●188ページ　●定価13,200円（本体12,000円+税10%）

クインテッセンス出版株式会社
〒113-0033　東京都文京区本郷3丁目2番6号　クイントハウスビル
TEL. 03-5842-2272（営業）　FAX. 03-5800-7592　https://www.quint-j.co.jp　e-mail mb@quint-j.co.jp

Part 2　下顎総義歯の吸着を達成するために：ステップで解説

Part 2 下顎総義歯の吸着を達成するために：ステップで解説

1 Part 2 の臨床の流れ

執筆：山崎史晃

Flowchart

Topic	下顎総義歯吸着のために必要な条件は？：Part 2-2
Clinical Side	検査・診断：Part 2-3 概形印象採得：Part 2-4 **BPS** ジーシー バイトトレー（またはセントリックトレー）を用いた簡易咬合採得：Part 2-9
	ろう堤法 研究用模型（規格模型）製作：Part 2-5
Technical Side	ろう堤付き個人トレー製作：Part 2-6 / ナソメータ M用個人トレー製作：Part 2-10
Clinical Side	精密印象採得と咬合採得：Part 2-7
Technical Side	ゴシックアーチトレーサー製作：Part 2-8
Clinical Side	ゴシックアーチ描記：Part 2-11
Topic	ろう堤法とナソメータ Mを用いた手法の比較：Part 2-12
Technical Side	人工歯排列・歯肉形成：Part 2-13
Clinical Side	ろう義歯の試適
Technical Side	重合・リマウント・完成：Part 2-14
Clinical Side	口腔内での調整・装着

1. Part 2 の臨床の流れ

Option No. 1

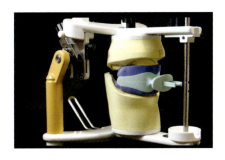
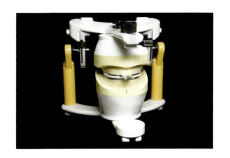

閉口機能印象用の個人トレーを製作する前に、セントリックトレー（Ivoclar Vivadent）やジーシー バイトトレー（ジーシー）による仮の咬合採得を行うことで、咬合床の咬合調整量を減らすことができる。それにより、チェアタイムを短縮するだけでなく、均等な圧力での印象採得が可能になる。

Option No. 2

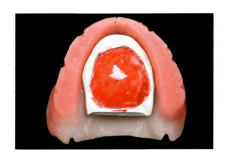

検査の段階で、患者の咬頭嵌合位が安定している場合は必須ではないが、咬頭嵌合位が不安定、または誘導位と異なる場合、咬合採得を確実に行うためにゴシックアーチを用いた検査を行うことが有効である。

Option No. 3

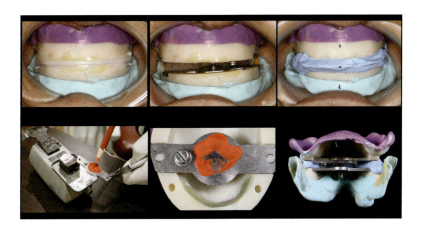

『4-STEPで完成 下顎吸着義歯とBPSパーフェクトマニュアル－全無歯顎症例に対応－』（阿部二郎、小久保京子、佐藤幸司〔著〕、弊社刊）で紹介されているBPSシステム（Ivoclar Vivadent）では、自由に着脱できるナソメータ Mを用いることにより、印象採得と咬合採得を同日に行うことが可能である。

Part 2　下顎総義歯の吸着を達成するために：ステップで解説

2　下顎総義歯吸着のために必要な条件は？
―総義歯辺縁および顎堤粘膜に求められる形態―

執筆：永田一樹

はじめに

　下顎総義歯の吸着を達成するために重要なことは、義歯床全周を粘膜で辺縁封鎖することである。しかし、辺縁封鎖している床縁のどこか1ヵ所からでも空気が漏れれば、吸着は達成されない。図1に下顎総義歯吸着のメカニズムを示す。義歯床全周の辺縁封鎖は以下の4つの部分に分類される[1,2]。

下顎総義歯吸着のメカニズム

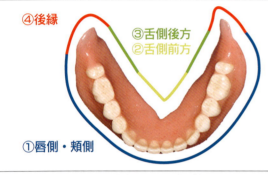

①唇側・頬側：粘膜による封鎖
②舌側前方：舌下ヒダ部による封鎖
③舌側後方：舌の横腹による密着封鎖
④後縁の封鎖：
　・その1　レトロモラーパッド後縁の接触封鎖
　・その2　舌と頬粘膜による封鎖

図1　下顎総義歯を口腔粘膜で全周辺縁封鎖する。

唇側・頬側：頬側と唇側の粘膜による封鎖

　義歯床の唇側面と頬側面はそれぞれ下唇と頬粘膜に接し、義歯床の粘膜面が顎堤粘膜に接して封鎖が完成する（図2）。

唇側・頬側の粘膜による封鎖

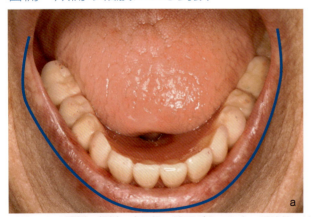 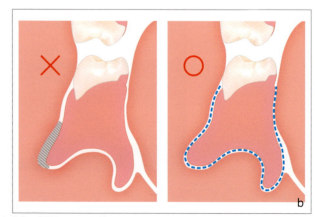

図2a、b　唇側・頬側の床辺縁に隙間があると水・唾液等の液体や空気が侵入して吸着しないので（bの左：斜線部は隙間を表す）、床辺縁にて可動粘膜をわずかに押し広げて封鎖する（bの右）。

舌側前方：舌下ヒダ部による封鎖

　舌下ヒダ部というスポンジ状の軟らかい組織が豊富なほど、強い封鎖が期待できる（図3）。

舌下ヒダ部による封鎖

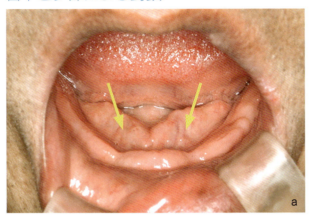 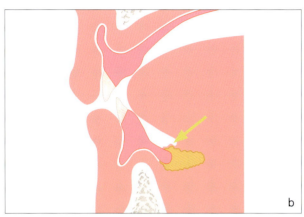

図3a、b　舌下腺から延びる小舌下腺管の開口部が舌下ヒダを形成する。舌下腺の位置や形態により舌下ヒダの大きさなどは個人差がある。このスポンジ状の軟らかい組織が豊富なほど強い封鎖が期待できる。

舌側後方：舌の横腹による密着封鎖

　通常、舌の横腹とレトロモラーパッド舌側下方（後顎舌骨筋窩部）の顎堤は接している。そこに義歯床を挿入し、義歯床舌側研磨面を舌の横腹で下方に抑え込むことによって封鎖が成り立つ（図4）。

舌側後方の舌の横腹による封鎖

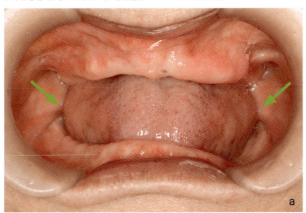 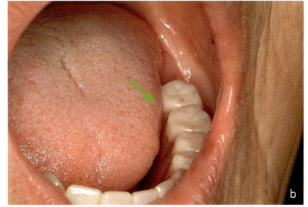

図4a、b　通常、舌の横腹とレトロモラーパッド舌側下方（後顎舌骨筋窩部）の顎堤は接している。そこに義歯床を挿入し、義歯床舌側研磨面に舌の横腹を密着させることで、代償性封鎖とする。

Part 2 下顎総義歯の吸着を達成するために：ステップで解説

後縁：レトロモラーパッド後縁の接触封鎖と舌と頬粘膜による封鎖

　レトロモラーパッド部は開閉口時に形が大きく変化するので、もっとも封鎖が難しい部位と考えられている。レトロモラーパッド部全体を義歯床後縁で薄く覆い密着させ（図5）、さらに舌と頬粘膜が閉口時に義歯床上で接触することで封鎖を高める（図6）。

後縁の封鎖①：レトロモラーパッド後縁の接触封鎖

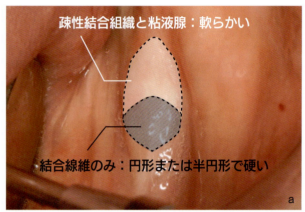
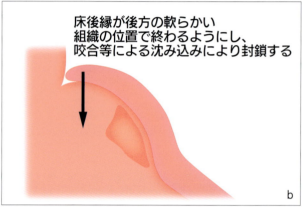

図5a、b　レトロモラーパッドは構造上、前後2つに区別される。前方部分は、結合線維のみからなる円形または半円形の硬い小隆起で、後方部分は疎性結合組織と粘液腺からなる軟らかい円形の隆起で形成される。床後縁が後方の軟らかい組織の位置で終わるようにし、咬合等による沈み込みにより封鎖性を高める。

後縁の封鎖②：舌と頬粘膜による封鎖

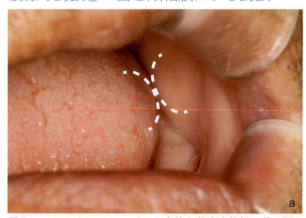
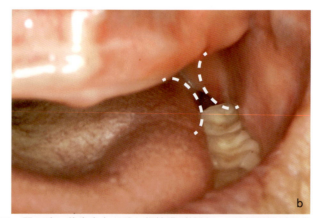

図6a、b　レトロモラーパッド全体を義歯床後縁で薄く覆うことで、閉口時に義歯床上で舌と頬粘膜が接触して外部封鎖が完成する。

2．下顎総義歯吸着のために必要な条件は？　―総義歯辺縁および顎堤粘膜に求められる形態―

　図7に吸着義歯の基本形態を示す[3]。下顎総義歯の吸着のために重要なのは、義歯床縁全周を粘膜で完全に封鎖することである。1ヵ所でも封鎖されていない箇所があると、そこから陰圧が壊れてしまい、吸着は得られない（図8）。

吸着義歯の基本形態

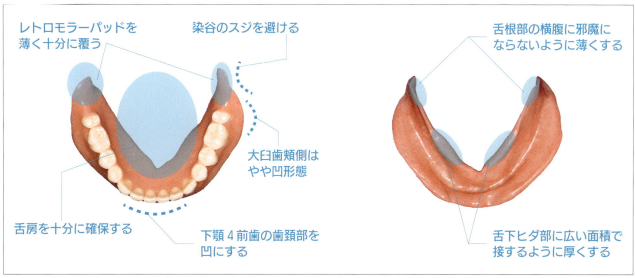

図7　印象採得の成否や床外形が適切かどうかは基本形態に準じた「形態」による判断と、「吸着の有無」で判断が可能。吸着が得られない場合は次項で解説する検査表に立ち返り、辺縁封鎖漏洩部分や吸着阻害因子の検査を行って対処する。

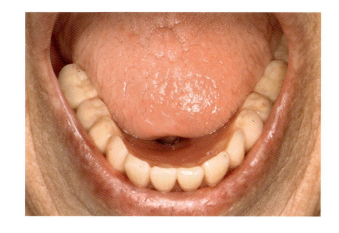

図8　下顎総義歯吸着のコンセプト。全周を封鎖して吸着が完成。1ヵ所でも漏洩すれば吸着は得られない。

参考文献
1．佐藤勝史. What is Suction Denture？東京：デンタルダイヤモンド社，2014.
2．永田一樹. 総義歯を"吸着"の視点で検査・診断・評価する. 日本歯科評論. 2021；81(5)：28-36.
3．阿部二郎. 誰にでもできる下顎総義歯の吸着. 東京：ヒョーロン・パブリッシャーズ，2004.

Part 2 下顎総義歯の吸着を達成するために：ステップで解説

3 吸着を得るための口腔内・顎堤のチェックポイント
―最低限必要な検査・診断―

執筆：永田一樹

はじめに

　上顎総義歯において、義歯の適合や辺縁封鎖の状態が良く、手指で引っ張ってもしっかり吸着して外れないのに、噛むと緩くて外れてくるという経験はしばしばあるだろう。特に前歯部で噛むと上顎総義歯の後縁が浮き上がって外れてしまうが、咬合調整により改善する場合も多々ある。このような場合、義歯が外れる原因は義歯の適合の問題ではなく、咬合の問題であることがわかる。

　一方、下顎総義歯の吸着を達成するために重要なことは、義歯床全周を粘膜で辺縁封鎖することであり、辺縁封鎖している床縁のどこか1ヵ所からでも空気が漏れれば、吸着は達成されない。さらに、咬合が安定していないと、義歯が動くことで疼痛だけでなく吸着も破壊される。つまり、吸着義歯の成功のポイントは、義歯床縁全周の辺縁封鎖と咬合の安定の2つに集約される(図1)。

吸着義歯成功のポイント

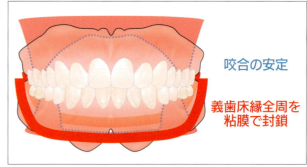

図1　平面的に吸着したとしても咬合が安定しなければ成功しない。

よって、吸着を得るための検査項目も辺縁封鎖にかかわる「解剖学的阻害因子」と、咬合の安定の「下顎位に関する阻害因子」の2つに分けて行う[1, 2](図2)。

下顎総義歯吸着のための検査項目

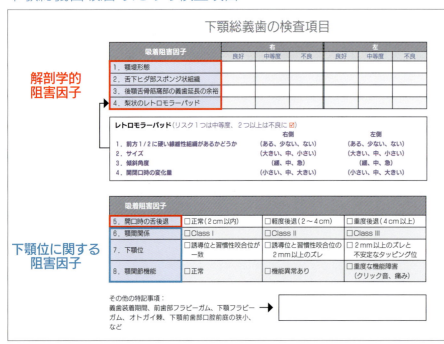

図2　辺縁封鎖にかかわる「解剖学的阻害因子」と、咬合の安定の「下顎位に関する阻害因子」の2つに分けて検査を行う(参考文献1より引用)。

3. 吸着を得るための口腔内・顎堤のチェックポイント ―最低限必要な検査・診断―

吸着阻害因子の検査項目

吸着阻害因子のうち、解剖学的阻害因子として以下の5項目がある。
①顎堤形態（図3）
②舌下ヒダ部スポンジ状組織（図4）
③後顎舌骨筋窩部の義歯延長の余裕（図5）
④梨状のレトロモラーパッド（図6、7）
⑤開口時の舌後退（図8、9）

これらの項目を、良好・中等度・不良の3段階で検査する。また、下顎位に関する阻害因子である以下の3項目についても、同様に3段階で検査を行う（図10）。
⑥顎間関係
⑦下顎位
⑧顎関節機能

不良の項目が解剖学的阻害因子で2つ、もしくは下顎位に関する阻害因子で1つあった場合に、吸着難症例と診断する（図11）。

①顎堤形態の検査

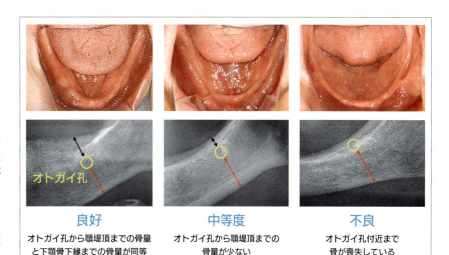

図3 パノラマエックス線写真上で、オトガイ孔から顎堤頂までの骨量と下顎骨下縁までの骨量が同等の場合を良型（良好）、オトガイ孔から顎堤頂までの骨量が少ない場合を中等度、オトガイ孔付近まで骨が喪失している場合を吸収大（不良）とする。顎堤吸収が著しいと、咬合時に義歯が顎堤上で容易に滑り、周囲から空気が侵入し、封鎖が破壊される。

良好 オトガイ孔から顎堤頂までの骨量と下顎骨下縁までの骨量が同等
中等度 オトガイ孔から顎堤頂までの骨量が少ない
不良 オトガイ孔付近まで骨が喪失している

②舌下ヒダ部スポンジ状組織の検査

図4 開口状態から軽く閉口させた時の舌下ヒダ部の盛り上がりを検査する。舌側床縁がスポンジ状の組織に埋もれることで強い封鎖力が発揮される。

前歯部顎堤の後ろに軟らかいスポンジ状の組織が大きく盛り上がるケースを良好、少しだけ盛り上がるケースを中等度、舌下ヒダ部がテント状に硬いケースを不良とする。

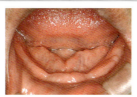
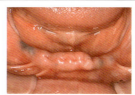
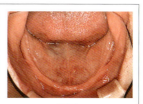

良好 スポンジ状組織が豊富で強い吸着が期待できる症例
中等度 顎堤形態は良いがスポンジ状組織が不足している症例
不良 スポンジ状組織がまったくなく舌が後方で硬く丸まる吸着難症例

③後顎舌骨筋窩部の義歯延長の余裕の検査

図5 デンタルミラーを後顎舌骨筋窩に挿入し、義歯床縁が顎舌骨筋線を超えて2mm以上延長できるスペースが確認できる場合を良好とする。レトロモラーパッド舌側下部のこの場所に義歯を少なくとも2mm以上延長しないと封鎖は完成しない。

浅い場合を中等度、延長できるスペースがまったくない場合を不良とする。

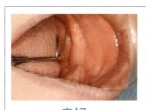
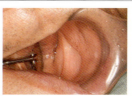
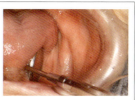

良好 延長できるスペースが十分に存在する
中等度 延長できるスペースがやや浅い
不良 延長できるスペースがない

Part 2 下顎総義歯の吸着を達成するために：ステップで解説

④梨状のレトロモラーパッドの検査

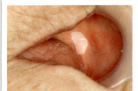
開口時
後方の軟らかい組織が
立ち上がり、縦に伸びる

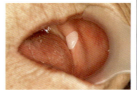
閉口時
後方の軟らかい組織が
舌側に倒れる

図6　レトロモラーパッド部は前方が硬い線維性組織、後方が軟らかい疎性結合組織と粘液腺からなる。開口時にはレトロモラーパッドに繋がる翼突下顎ヒダに引かれて後方の軟らかい組織が立ち上がり、縦に伸びる。一方、閉口するとこの軟らかいレトロモラーパッド部が舌側に倒れる。このようにレトロモラーパッドは開閉口で形が大きく変化するので、もっとも封鎖が難しい。

1）前方1/2に硬い線維性組織の有無　（ある　／　少ない　／　ない）
2）サイズ　（大きい　／　中　／　小さい）
3）傾斜角度　（緩　／　中　／　急）
4）開閉口時の変化量　（小さい　／　中　／　大きい）
＊各項目の条件が悪いにチェックなしが良好、1つが中等度、2つ以上が不良

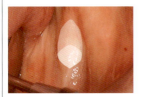
良好
梨状のレトロモラーパッド

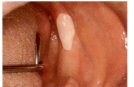
中等度

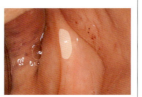
不良
ひも状のレトロモラーパッド

図7　①前方1/2に硬い線維性組織の有無、②サイズ、③傾斜角度、④開閉口時の変化量、の4項目から総合的に診断する。各項目の条件において「悪い」にチェックなしが良好、1つが中等度、2つ以上が不良とする。

⑤開口時の舌後退の検査

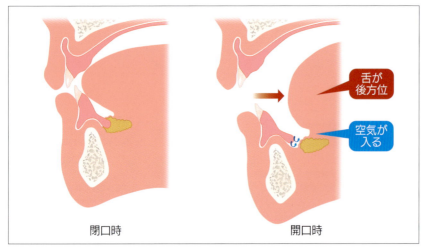
閉口時　　開口時
舌が後方位
空気が入る

図8　開閉口による舌の位置の変化。
左：閉口時に舌が前方に位置している。
右：開口時に舌が後方位をとる場合、辺縁封鎖が壊れる。

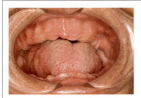
良好
正常：2cm未満

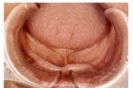
中等度
軽度後退：2cm以上4cm未満

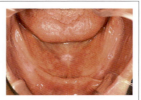
不良
重度後退：4cm以上

図9　軽く開口した時の前歯部顎堤から舌尖までの距離をミラーのサイズを参考にして検査する。
　前歯部顎堤から舌尖までの距離が2cm未満を良好、2cm以上4cm未満を軽度後退、4cm以上を重度後退とする。

下顎位に関する阻害因子の検査

下顎位に関する阻害因子				
	6. 顎間関係	□Class I	□Class II	□Class III
	7. 下顎位	□誘導位と習慣性咬合位が一致	□誘導位と習慣性咬合位の2mm以上のズレ	□2mm以上のズレと不安定なタッピング位
	8. 顎関節機能	□正常	□機能異常あり	□重度な機能障害（クリック音、痛み）

図10　顎間関係・下顎位・顎関節機能をそれぞれ3段階で検査する。

　顎間関係は目安として旧義歯や顔貌を参考にClass I〜IIIで検査するが、最終的には咬合採得後に模型を咬合器に装着した時にも確認する。

　下顎位の検査は旧義歯においてチンポイント変法や嚥下位などの誘導位と習慣性咬合位が一致するかを検査する。また、咬合採得時にゴシックアーチを用いて、アペックスとタッピングの位置で検査することも有効である。

　顎関節機能は下顎頭部の触診により検査する。クリック音が発生するような急な下顎位の変位は早期接触を生み、粘膜と義歯床の接触を破壊するため吸着が難しい。

難症例の例

吸着阻害因子	右			左		
	良好	中等度	不良	良好	中等度	不良
1. 顎堤形態			☑			☑
2. 舌下ヒダ部スポンジ状組織		☑			☑	
3. 後顎舌骨筋窩部の義歯延長の余裕			☑			☑
4. 梨状のレトロモラーパッド	☑					☑

レトロモラーパッド（リスク1つは中等度、2つ以上は不良に☑）

	右側	左側
1. 前方1/2に硬い線維性組織があるかどうか	（ある、**少ない**、ない）	（ある、**少ない**、ない）
2. サイズ	（大きい、**中**、小さい）	（大きい、**中**、小さい）
3. 傾斜角度	（緩、**中**、急）	（緩、中、**急**）
4. 開閉口時の変化量	（小さい、**中**、大きい）	（小さい、中、**大きい**）

吸着阻害因子			
5. 開口時の舌後退	□正常（2cm以内）	☑軽度後退（2〜4cm）	□重度後退（4cm以上）
6. 顎間関係	□Class I	□Class II	☑Class III
7. 下顎位	☑誘導位と習慣性咬合位が一致	□誘導位と習慣性咬合位の2mm以上のズレ	□2mm以上のズレと不安定なタッピング位
8. 顎関節機能	☑正常	□機能異常あり	□重度な機能障害（クリック音、痛み）

図11　解剖学的阻害因子に2つ、もしくは下顎位に関する阻害因子に1つ不良の項目があった場合に難症例と診断する。

対応方法

　解剖学的阻害因子は、義歯と顎堤の適合や辺縁封鎖に関連する項目なので、おもに義歯床の粘膜面や辺縁などの義歯外形に直結する。義歯の製作過程において義歯外形にもっとも関与できるのは印象採得時である。つまり、解剖学的阻害因子の項目に対しては、おもに印象採得時に対応することとなる。

　一方、下顎位に関する阻害因子は、咬合に関連する項目なので、おもに咬合採得や人工歯排列時、また、咬合が不安定な症例では治療用義歯などで対応することとなる[2]。

参考文献

1. 阿部二郎（監著），岩城謙二，須藤哲也，小久保京子（著）．下顎総義歯吸着テクニック ザ・プロフェッショナル．東京：クインテッセンス出版，2017.

2. 永田一樹．吸着下顎総義歯のアドバンス—診査内容の理解を深める—．デンタルダイヤモンド．2023；48(3)：58-63.

Part 2　下顎総義歯の吸着を達成するために：ステップで解説

4　Frame Cut Back トレーを用いた概形印象採得のステップ

執筆：林 宏暁

概形印象の概要

　義歯を製作するうえで「印象採得」は非常に重要な処置の一つである。近年、デジタル技術による総義歯製作がすでに実用化されており、製作効率、適合精度、機械的強度においても評価を得ている。しかし、光学印象により機能印象採得を行うことは現段階では技術的に難しく、デジタルデンチャーが普及したとしても、印象材を用いた従来型の印象採得法は義歯製作の基盤として今後も必須の技術と言える。

概形印象の目的

　概形印象採得において、覚醒時にもっともとりうる下顎位である下顎安静位における安定した口腔内空間を採得することが重要である。これは言い換えると、口腔内の歯や顎堤が喪失したことにより生じたスペースを採得することであるため、そこに義歯が装着されても患者は違和感を覚えにくい。概形印象では、その邪魔にならない空間を、アルジネート印象材のコシのみのわずかな圧で押し広げて採得する。

　採得する空間は、義歯床で可動粘膜をわずかに押し広げ、その反発力により義歯床全周を辺縁封鎖しうる空間となっている。つまり、概形印象の目的は「辺縁封鎖できる空間」を採得することとなる[1]（図1）。

概形印象で採得する空間

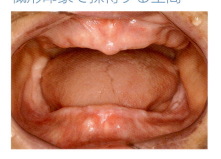

図1　下顎安静位における口腔内空間は、義歯を装着しても邪魔にならない空間であり、それをアルジネート印象材のコシのみのわずかな圧で押し広げたものが「辺縁封鎖できる空間」である。

概形印象採得の印象材とアシスタント

　概形印象は上下顎ともに、流動性の高い印象材と低い印象材を使用するダブルインプレッションテクニックを用いて採得する[2]。これにより義歯製作に必要なランドマークを採得することが容易となる。

　印象材は2種類ともにニッシン、ジーシーの指定の印象材に対し、必要に応じて混水比を調整し、適切な硬さになるようにして使用する[3]（表1）。流動性の高い印象材はシリンジに入れて口腔内に直接注入する。その後、トレーに盛り上げた低流動性の印象材を口腔内に挿入し印象採得をする（図2）。

　概形印象採得を行う際、可能であればアシスタントは2人いることが望ましい。1人目は高流動性の印象材をシリンジ内に詰めて渡す役割。2人目は低流動性の印象材をトレーに盛りつけ渡す役割である。役割を分担することで、術者は目の前の患者と印象採得に集中することができる。もしアシスタントが1人しか着けられない場合は、術者が1人目の役目を兼任するとよい。

4. Frame Cut Back トレーを用いた概形印象採得のステップ

ダブルインプレッションテクニック

	流動性の高い印象材	流動性の低い印象材
ニッシン	アルフレックス ダストフリー →水5割増し	アルフレックス デンチャー →通常混水比
ジーシー	アローマファイン →水2割増し	ハイ-テクニコール →水2割減

表1 概形印象採得時には2種類のアルジネート印象材を適度な流動性に調整して使用する。

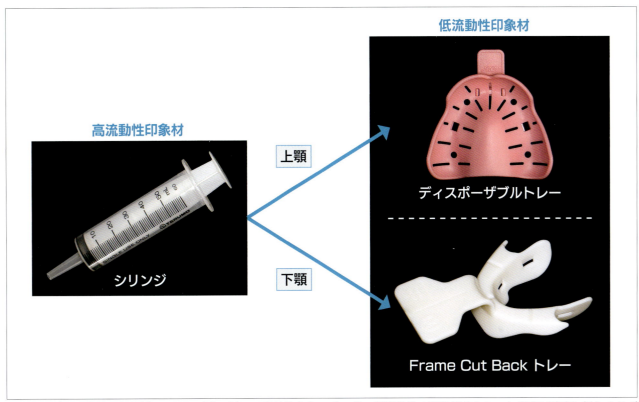

図2 まず高流動性の印象材をシリンジ内に詰めて直接注入し、その後、低流動性の印象材をトレーに盛り口腔内に挿入するダブルインプレッションテクニックを用いる。本図のシリンジはテルモシリンジカテーテルチップ型(SS-50CZ)〔50mL〕(テルモ)、上顎トレーはディスポーザブルトレー(ジーシー)、下顎トレーはFrame Cut Back トレー(YDM, モリタ)である。

上顎概形印象採得の使用器具と術式

筆者は上顎概形印象を採得するトレーに、使い慣れた無歯顎用のディスポーザブルトレー(ジーシー)を使用している。上顎顎堤に関しては、歯肉頬移行部の動きが下顎に比べて1/2～1/3と小さいうえに、歯槽堤は歯肉頬移行部付近まで不動性の顎堤粘膜でできている[4]。さらに、上顎は床面積が広いうえに歯肉頬移行部の活動量が少ないため、義歯の吸着は得られやすい。

個人トレーの設計線は顎堤が良好な場合において、前歯部で歯肉頬移行部から3mm、頬側部は2mm上方に描く。そのため、歯肉頬移行部が押し広げられて採得されたとしても、印象体のサイズによる影響は少ない。上顎概形印象採得の術式を図3に示す。この手技により概形印象で印象体に気泡が入りにくくなり、解剖学的ランドマークも明瞭に採得可能となる。

Part 2 下顎総義歯の吸着を達成するために：ステップで解説

上顎概形印象採得の術式

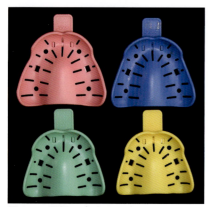
図3a 顎堤の大きさに合わせてトレーを選択し試適する。

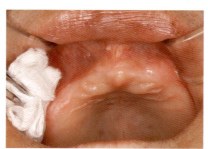
図3b 顎堤をガーゼ等で拭く。

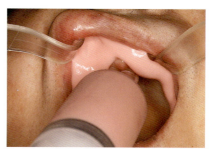
図3c 口腔内に高流動性の印象材をシリンジにて入れる。

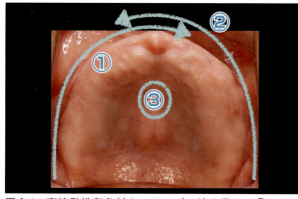
図3d 高流動性印象材をシリンジで流す際は、①ハミュラーノッチから臼歯部頬側、そして上唇小帯に向かって注入。②反対側も同様に流し込み、上唇小帯を必ず越えるようにする。③最後に口蓋中央に印象材を置く。

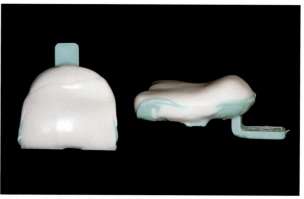
図3e 咽頭へと印象材が流れ込まないようにするのと同時に、前歯部歯肉頬移行部の印象をきれいに採るために、前歯部が凸になるようにトレーに低流動性の印象材を盛り付ける。

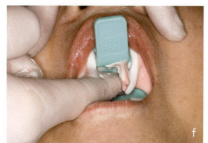
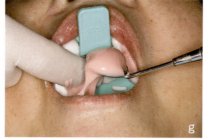
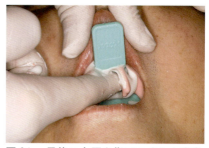
図3f、g トレーに低流動性の印象材を盛り口腔内へ挿入する。前方から後方へ向かってトレーを押し込み(f)、口蓋後方から印象材が流れ出てきたところで印象圧をかけるのを止める。もしトレー後縁から印象材が流れ出た場合はミラーですくう(g)。

図3h 最後に上唇を指でつまむと印象材が口腔前庭部の深い位置まで入り込み、きれいな印象が採得できる。

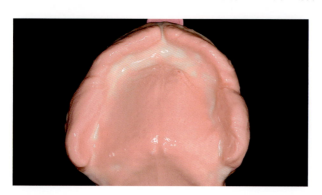
図3i 採得された上顎概形印象体。

下顎概形印象採得の使用器具と術式

下顎吸着総義歯の概形印象採得は、適合の良い閉口機能印象用の個人トレーを製作するための静的な一次印象採得を行うことが重要であり、そのためには「Frame Cut Back トレー」が有用である[5]。

このトレーの特徴は、レトロモラーパッドや頬棚部に覆い被さるフレームを除去した形態であり、レトロモラーパッド周囲と頬棚部の変形をできるだけ避け、閉口かつ下顎安静時の印象採得が可能となる。義歯床による完全封鎖が難しいレトロモラーパッド部を、閉口安静時の形態で採ることができる。

舌の横腹とレトロモラーパッド舌側下方相当部との間、および下口唇舌側粘膜面と下顎前歯部顎堤唇面の間は開閉口時において常時接している箇所であるため印象材が入りにくい。ここに印象材が入るスペースを確保するため、同部にパーテーションが設置されている（図4）。

Frame Cut Back トレーのサイズはLとMの2種類があり、前歯部顎堤唇面にトレー前縁を合わせた際に、トレー後縁のパーテーション部が舌の横腹とレトロモラーパッド舌側下方相当部の間にくるようにサイズを選択する。Mでも大きい場合は、削合してSとして使用する。また、著しい顎堤吸収や、口腔前庭が浅い症例、あるいは後顎舌骨筋窩が浅く義歯の延長が難しい症例では、Frame Cut Back トレーの調整が必要となる。試適時にトレーに該当する各スペースがなく接触する場合は、トレーを削合調整して使用する（図5）。

下顎概形印象採得の術式を図6に示す。

Frame Cut Back トレーの特徴

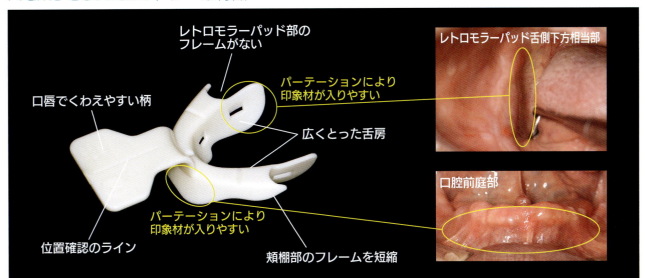

図4　Frame Cut Back トレーは下顎吸着総義歯を製作するためのさまざまな工夫が施された概形印象用トレーである。

トレーの削合調整

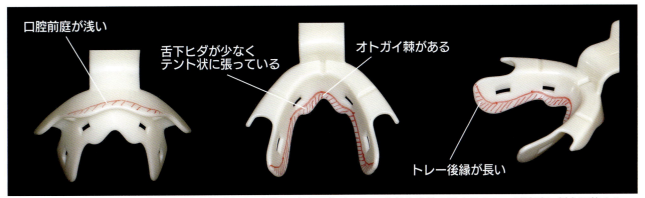

図5　トレーの辺縁が長すぎると概形印象がうまく採得できないため、このような条件の場合はトレー試適時に削合調整する。

Part 2　下顎総義歯の吸着を達成するために：ステップで解説

下顎概形印象採得の術式

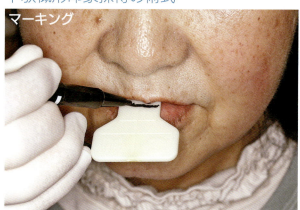

図6a　Frame Cut Backトレーの試適を行い、トレーの大きさの決定や、必要に応じて調整を行う。トレーを挿入し、ゆっくり閉口したうえで柄を唇でくわえてもらい、上唇の位置にラインを記入しておく。これがトレー挿入位置の目安となる。

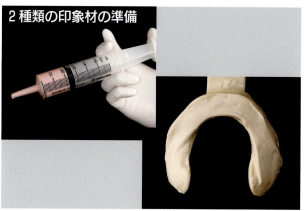

図6b　2種類の印象材の準備をする。高流動性印象材は練和を行い、シリンジ内へ入れて術者に渡す。低流動性印象材は練和後にFrame Cut Backトレーに盛り付け、流水下にて形を平らに整える。

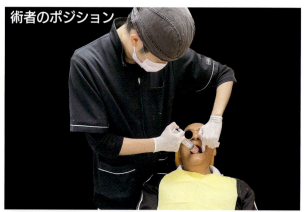

図6c　術者の立ち位置は患者の斜め後方。患者を少し後方に倒した状態にて左手で口角を引き、下顎顎堤を目視しながら印象採得を行う。

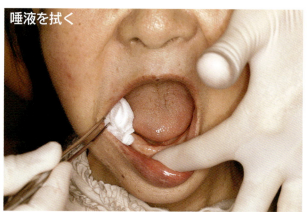

図6d　印象採得の前にガーゼ等で口腔内の唾液を拭き取っておく。

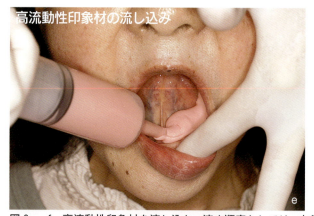

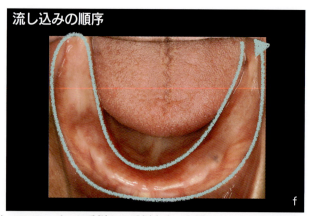

図6e、f　高流動性印象材を流し込む。流す順序としては、左側レトロモラーパッド舌側から舌側中央、右側レトロモラーパッドを通って右側頬棚、前歯唇側部、左側頬棚、開始地点のレトロモラーパッドを必ず越えて連続的に注入する。

4．Frame Cut Back トレーを用いた概形印象採得のステップ

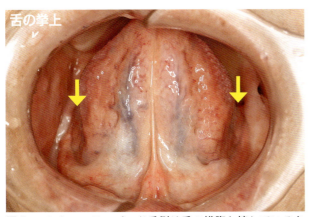

図6g　レトロモラーパッド舌側は舌の横腹と接しているため印象材が入りにくい(矢印)。舌を挙上すると同部にスペースができ、印象材が入りやすくなる。

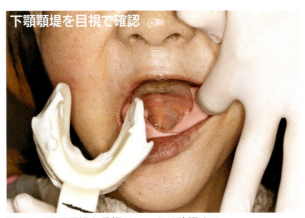

図6h　下顎顎堤を目視でしっかり確認する。

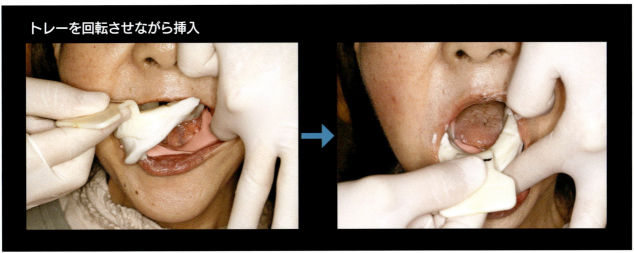

図6i　低流動性印象材を盛り付けたFrame Cut Backトレーを口角に引っかからないよう回転させながら挿入する。

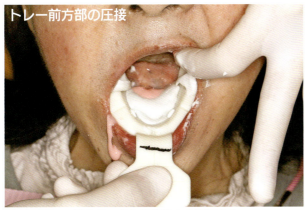

図6j　トレー挿入後、前歯部顎堤から圧接する。

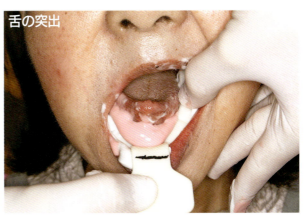

図6k　患者に舌を前方へと出すように指示をする。これにより、舌下ヒダ部や顎舌骨筋窩部にあるスポンジ状組織がトレー内に巻き込まれなくなる。

Part 2　下顎総義歯の吸着を達成するために：ステップで解説

下顎概形印象採得の術式（続き）

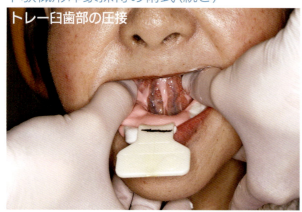

図6l　舌を楽な位置に戻させ、口腔底の動きがおさまるのを待つため7秒静止する。その後、両親指のポジションを臼歯部へと移動させ、軽くトレーを圧接する。

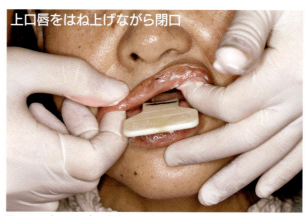

図6m　上口唇が口腔内へと巻き込まれないように指ではね上げながら下顎安静位へとゆっくり閉口してもらい、トレーの柄を口唇でくわえてもらう。

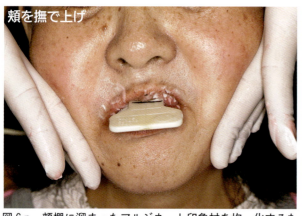

図6n　頬棚に溜まったアルジネート印象材を均一化するために頬を撫で上げる。

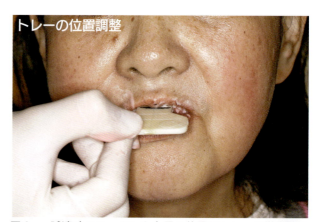

図6o　試適時にマークした上唇の位置にトレーを微調整して印象材の硬化を待つ。

Frame Cut Back トレーにて採得された概形印象体

　採得された下顎概形印象体を図7に示す。特に、印象材の流れにくい顎舌骨筋窩部を十分に覆っているか、閉口安静時のレトロモラーパッドが後縁まで採得されているかなどを確認する。

　下顎の概形印象でもっとも重要なことは、閉口状態のレトロモラーパッドの形態を採得することである。レトロモラーパッド部は、開口状態では翼突下顎ヒダに引かれて垂直に立ち上がる。しかし、閉口するとレトロモラーパッド前方の硬い組織は変化しないが、後方の軟らかい組織は舌側へ倒れた形態となる（図8）。そのほかの部位は精密印象時に辺縁の長さを再設定するが、この部位は精密印象時も同様に閉口時の倒れたレトロモラーパッドの形態を採得する必要がある。もし開口状態の立ち上がったレトロモラーパッド部の形態を概形印象で採得して個人トレーを製作し、閉口機能印象による精密印象を行ったとしても、同部は個人トレーとレトロモラーパッドが適合しないため、適正な印象は採得できない。概形印象時に閉口時の倒れたレトロモラーパッドを採得することにより、閉口安静時の精密印象において個人トレー内面が顎堤に密着し、後方の辺縁封鎖が得られるようになる[6]。

下顎概形印象体のチェック

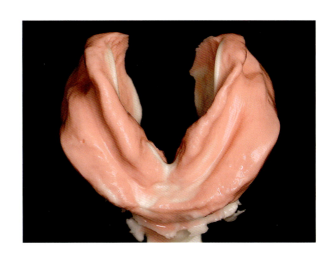

図7 レトロモラーパッドや後顎舌骨筋窩部の印象に採り漏らしがあると、個人トレー製作や精密印象でリカバーすることが困難なので、採得された下顎概形印象体は、顎舌骨筋窩部に印象材が流れているか、閉口時の舌側に倒れたレトロモラーパッドが後縁まで採得されているかなどを確認する。

開閉口によるレトロモラーパッドの形態変化

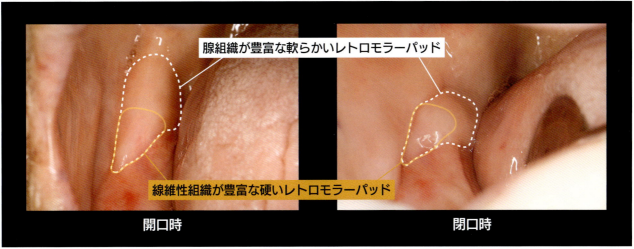

図8 レトロモラーパッドは開口時には翼突下顎ヒダに引かれて立ち上がるが、閉口時は舌側に倒れた形態になる。

参考文献

1. 佐藤勝史. This is Suction Denture！ 東京：デンタルダイヤモンド社, 2017：29-30.
2. 阿部二郎(監著), 岩城謙二, 須藤哲也, 小久保京子(著). 下顎総義歯吸着テクニック ザ・プロフェッショナル. 東京：クインテッセンス出版, 2017：34-5, 76-85.
3. 佐藤勝史. 吸着下顎総義歯製作のフローチャート. In：佐藤勝史(編著), 阿部二郎, 亀田行雄, 他(著). Suction Denture パーフェクトガイド. 東京：デンタルダイヤモンド社, 2018：12-3.
4. 阿部二郎, 小久保京子, 佐藤幸司. 4-STEPで完成 下顎吸着義歯とBPSパーフェクトマニュアル. 東京：クインテッセンス出版, 2011：103.
5. 阿部二郎, 小久保京子, 佐藤幸司. 4-STEPで完成 下顎吸着義歯とBPSパーフェクトマニュアル. 東京：クインテッセンス出版, 2011：108-13.
6. 佐藤勝史. 下顎総義歯吸着のためのダブルインプレッションテクニック. In：前畑香(編著). 総義歯治療を成功させる匠の概形印象. 東京：デンタルダイヤモンド社, 2019：24-9.

Part 2 下顎総義歯の吸着を達成するために：ステップで解説

5 研究用模型（規格模型）の製作

執筆：今田裕也

はじめに

　1980年に堤 嵩詞先生（PTDLABO）によって、平均的な咬合床製作のための作業用模型の標準寸法が提案された。
　総義歯で使用される咬合器の多くは、咬合平面をカンペル平面に設定している。カンペル平面は上顎の切歯点と耳珠上縁を結ぶ重要な基準平面である。咬合床を製作する際には、規格模型の状態を確認することが重要であり、これにより上下顎顎堤の対向関係を三次元的に観察でき、咬合採得がスムーズに行える。また、平均的標準値に基づく規格化された咬合床を使用することで、個々の患者に合わせた微調整が行いやすくなる。仮想咬合平面の設定により、咬合器の基準に基づいた模型が製作され、義歯が適切に機能することが期待される。水平面基準の一致によって製作過程での誤差が減少し、より正確な義歯が製作される。
　このように、規格模型は総義歯製作において非常に重要な役割を果たし、咬合平面の正確な設定や上下顎の対向関係の確認が行いやすくなることで、患者に合った義歯を製作することが可能である。

解剖学的ランドマーク

　規格模型の製作にあたっては、模型上の解剖学的ランドマークの観察が重要である。以下が解剖学的ランドマークになる。

1）上顎（図1）
・切歯乳頭
・上唇小帯

・口蓋皺壁
・口蓋小窩
・翼突下顎ヒダ
・頬小帯
・頬骨下稜
・舌側歯肉縁残遺
・口蓋縫線
・上顎正中線：前方は口蓋縫線、後方は口蓋小窩の中央を基準として結んだ線

2）下顎（図2）
・レトロモラーパッド（図3〜5）
・染谷のスジ：レトロモラーパッド前方の基底部外縁から頬側に伸びる小帯のような粘膜のスジ。目視で観察できるのは10％と言われており、模型上では確認することができない場合もあるが、咀嚼や嚥下時に緊張し、義歯の辺縁封鎖を阻害することがあるため、トレーの外形と重なるのは避けておき、閉口印象時にシリコーン印象で再現できるようにしておく
・頬小帯
・舌小帯：模型上に再現されやすく、正中線を決める前方の指標になる
・下唇小帯
・顎舌骨筋線：レトロモラーパッドの舌側から下方に下がった位置の凸形状から、下顎第二小臼歯付近までに見える。顎舌骨筋線は歯槽堤から舌側に張り出しているため、顎舌骨筋線の前方はS字状湾曲になる
・オトガイ筋付着部
・下顎正中線：前方は舌小帯、後方は左右レトロモラーパッド前縁の中点

模型上の解剖学的ランドマークの観察が重要

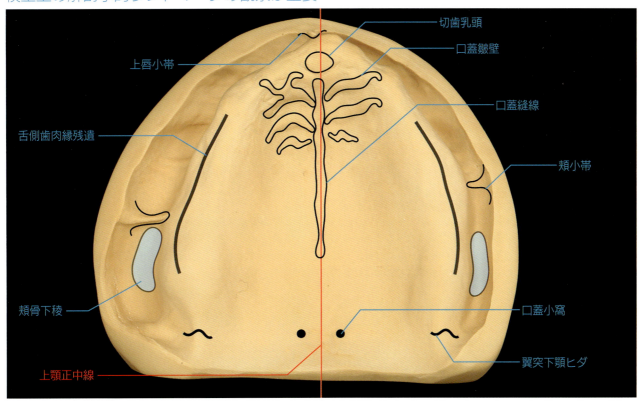

図1　上顎の解剖学的ランドマーク。

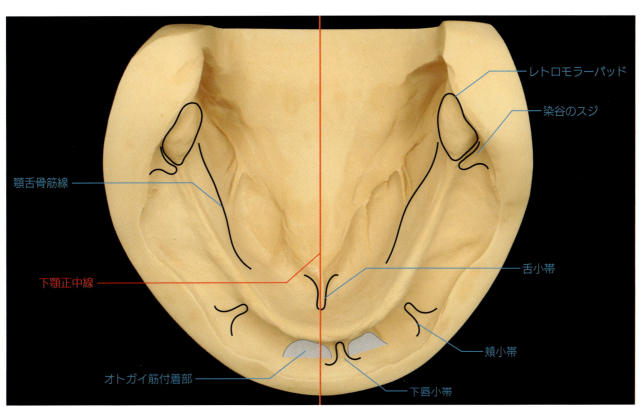

図2　下顎の解剖学的ランドマーク。

Part 2 　下顎総義歯の吸着を達成するために：ステップで解説

レトロモラーパッド

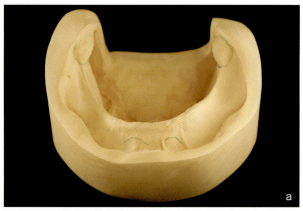
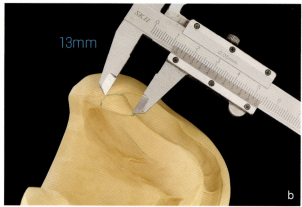

図3a、b　前方の線維性組織は硬く変形しにくいが、後方は軟らかく、開口時に翼突筋ヒダによって引っ張られ、縦に伸びたように変形する。閉口時は舌側に倒れ込むような形態となり、前頭面から観察すると横に倒れているのが分かる。形態が不明瞭な際は再印象が必要な場合もある。前方から後方までの長さが平均で約13mmとなるため、模型上で形態が長く再現されていても、この数値を当てはめることでおおよその基礎床の外形は記入できる。

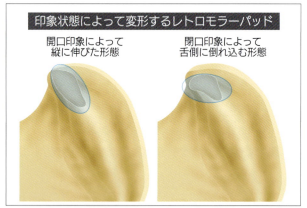
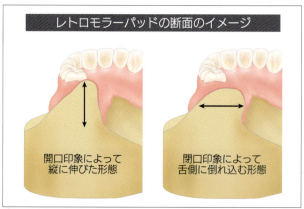

図4　開口状態と閉口状態では、レトロモラーパッドの形態に違いがある。開口状態では、翼突下顎ヒダの伸縮によってレトロモラーパッドが後上方に吊り上げられる。下顎の吸着義歯を達成するためには、レトロモラーパッドの本来の形態を再現するための閉口印象が必要である。

図5　概形印象でレトロモラーパッドが大きく変形している場合、後の機能印象で本来の形態に補正することは難しいため、歯科医師と相談のうえ、再印象が必要となる場合もある。

規格模型製作の作業手順

①模型に解剖学的ランドマークを記入
②ランドマークから正中線を記入
③上顎模型の前方部分は中切歯根尖相当部から模型基底面まで8mm、後方部分は翼突下顎襞部から模型基底面まで25mmで調整。模型後方面を正中線に対して垂直に調整する
④下顎模型の前方部分は中切歯根尖相当部から模型基底面まで12mm、後方部分はレトロモラーパッド上縁から模型基底面まで30mmで調整。模型後方面を正中線に対して垂直に調整する（図6）

規格模型の寸法

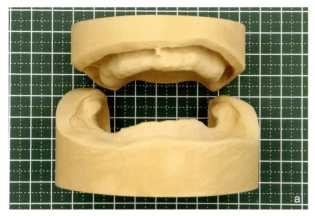
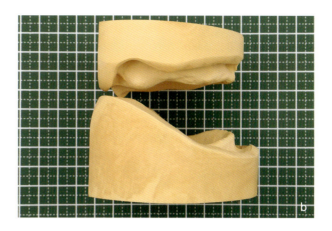
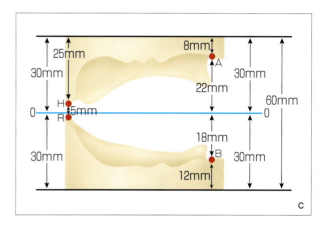

図6 a～c　上顎模型の前方部分は中切歯根尖相当部から模型基底面まで8mm、後方部分は翼突下顎襞部から模型基底面まで25mmで調整。模型後方面を正中線に対して垂直に調整する。

　下顎模型の前方部分は中切歯根尖相当部から模型基底面まで12mm、後方部分はレトロモラーパッド上縁から模型基底面まで30mmで調整。模型後方面を正中線に対して垂直に調整する。

規格模型は個々の患者の口腔内を診断するための重要なツールである

　規格模型は、患者一人ひとりの口腔内を診断するために非常に重要である。それぞれの患者の個別の状態を正確に把握することで、適切な治療計画を立てることができる。また、咬合床の均一化を図ることができるため、治療の質を一定に保つことが可能である。これは、患者に対する最適な咬合調整を行ううえで欠かせない。診断に必要な解剖学的ランドマークの読み取りなど、基本的な要素はこれからも変わることはなく、規格模型を用いた精密な診断が継続的に求められる。

参考文献

1. 阿部二郎, 小久保京子, 佐藤幸司. 4-STEPで完成 下顎吸着義歯とBPSパーフェクトマニュアル―全無歯顎症例に対応―. 東京：クインテッセンス出版, 2011.
2. 下顎全部床義歯の吸着を達成する臨床義歯製作―レトロモラーパッド部周囲における後縁封鎖の向上―. 日補綴会誌. 2011；3(3)：220-30.
3. 堤嵩詞, 深水皓三. 目でみる人工歯排列＆歯肉形成. 東京：医歯薬出版, 2008.
4. 佐藤幸司, 石川功和, 生田龍平. QDTプラクティカルマニュアル 初心者のための総義歯製作法. 東京：クインテッセンス出版, 1999.
5. 須藤哲也. 総義歯におけるClass II・Class IIIの考え方とその排列手技. QDT. 2022；47(9)：50-80.
6. 古谷野潔, 矢谷博文(編). 歯科技工別冊 目で見る咬合の基礎知識. 東京：医歯薬出版, 2002.

Part 2　下顎総義歯の吸着を達成するために：ステップで解説

6　下顎総義歯吸着のためのろう堤付き個人トレー製作

執筆：今田裕也

はじめに

　概形印象から製作した模型を基に製作する、患者の口腔内に合わせたカスタムメイドのトレーが個人トレーである。個人トレーを製作する際は、外形線の記入が重要である。つまり、前項で述べた外形の参考になるランドマークが模型上に再現されているかを確認する必要がある。

ろう堤付き個人トレーの製作

1）外形線の記入

　規格模型を製作する際に記入したランドマークを基に外形線を描いていく（**図1**）。

　はじめに、最終的な義歯の外形線を想定して模型上に記入する。基本的に、トレーの縁にシリコーン印象材を盛って口腔内で印象を採得するため、個人トレーの外形

上顎の外形線の記入

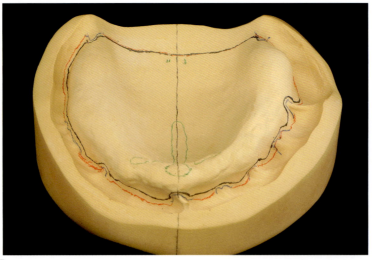

図1a　上顎の外形線の記入。
- 小帯は印象の状態ではっきり出ていれば1mm短いラインで、不明瞭な場合は2mm短いラインで辺縁を設定し、口腔内でシリコーン印象によって再現させる
- その他の部位は翻転部の付け根より2mm短くしたラインでトレーの床外形を設定する
- 床後縁は口蓋小窩を覆った位置でストレートに記入（長くしすぎると嘔吐反射が起こることがあるため注意が必要）
- 上顎結節は模型上の粘膜の翻転部起始点から1mm短くしたライン（印象材を後縁にもっていく際、上顎結節の頬側は狭く、トレーに長さがないとシリコーン印象がこそぎ取られてしまう）
- 頬骨下稜から後方のバッカルスペースは頬脂肪体を入れる大きく深いスペースが存在する。スペースの大小は患者固有で、外側からの筋突起の影響も受けやすいため、基礎床の厚みは1mm程度の薄さにし、印象材で再現しやすいようにしておくとよい

はミキシングチップから押し出されるシリコーン印象材の幅に合わせる必要がある。そのため、最終的な義歯の外形線より1〜2mm短い外形にする必要がある。粘膜の過度な吸収がない場合は、左右の外形線が対称になることをイメージして記入するとよい。

また、外形線が判断しにくい場合は、判断しやすい部位を参考に設計を決定していく。最終的には口腔内で床の外形を決定することになるので、判断がつかない場合は歯科医師と相談することを勧める。

下顎の外形線の記入

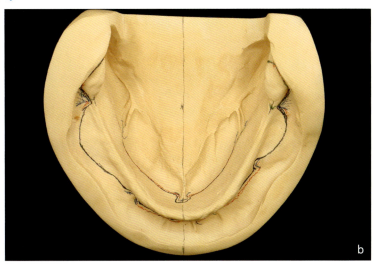

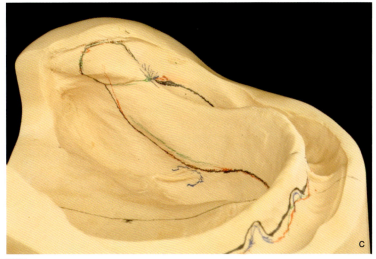

図1b、c　下顎の外形線の記入。
- レトロモラーパッド部は形通りに覆い、頰粘膜の動きを妨げないように薄くする
- レトロモラーパッド舌側はパッドの前方から3分の2のところから下方に向かい、顎舌骨筋線を2〜3mm越えて、S字状湾曲で収束するように描く。そこから舌小帯までは模型の最凸部に描いていく
- 頰棚部は歯肉頰移行部の最下点
- 頰小帯を避ける
- 染谷のスジを完全に避ける
- 下顎前歯側切歯の研磨面に凹形態を付与し、オトガイ筋付着部は避ける

Part 2　下顎総義歯の吸着を達成するために：ステップで解説

2）ブロックアウト・リリーフ部位

外形線を記入後、ブロックアウトとリリーフを行う（図2）。

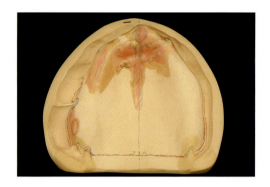

図2a　上顎のブロックアウトとリリーフ。
- 口蓋皺壁（あまりに広い範囲でリリーフを行うと、前方の粘膜によるストッパーがなくなるので歯槽頂付近はリリーフしない。ストッパーがないと、咬座印象時に義歯が前に動きやすく安定しない）
- 上顎結節（外側に大きなアンダーカットがある場合）
- 尖った歯槽頂
- 粘膜が薄くなっていそうな歯槽骨の豊隆部

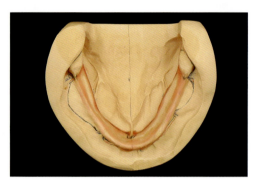

図2b　下顎のブロックアウトとリリーフ。
- 尖った歯槽頂
- レトロモラーパッドの舌側にできる過度なアンダーカット（個人トレーの挿入方向を前方からにすることでブロックアウトの量を少なくでき、閉口印象時の舌の動きを阻害しない基礎床の製作が可能）
- 後顎舌骨筋窩部：個人トレーの外形は顎舌骨筋を2〜3mm越えて設定するため、ブロックアウトを行う
- 前方の舌側粘膜：機能印象時の動きが大きいため、シリコーン印象材が抜けやすく、後々潰瘍になることもあるため、強い当たりにならないように、シリコーン印象材が流れるスペースを確保する意味でリリーフを行う

3）基礎床の厚み

シリコーン印象材使用時、ミキシングチップから押し出された厚みの1本分を基準に印象を採得する。著しい顎堤の吸収がある場合、基礎床で吸収した分の厚みを回復する必要がある。顎堤の吸収量が分かりにくい場合、基礎床を裏から観察し、左右のアーチがシンメトリーになるように調整する。個人トレーとして使用するため、印象時は口腔内で直接形態の確認と調整を行う。基礎床が薄すぎると調整が難しくなるため、適切な厚みを保つことが重要である（図3）。

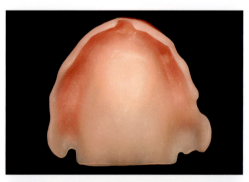

図3a　上顎の基礎床の厚み。
- 全体的な厚みは約1.5mmで製作する
- 上顎結節後縁の床縁は筋突起からの圧の影響を受けやすいため、凹みを付ける

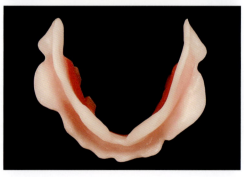

図3b　下顎の基礎床の厚み。
- レトロモラーパッドの厚みは約1mmで全周を覆う
- レトロモラーパッドの舌側は舌の動きを妨げないように薄く凹ませる
- 舌下ヒダ部は厚みを2〜3mmほど厚くする（ヘビーボディシリコーンを盛る際、ノズルの先の厚みが全周で同じになるイメージで作業した方が簡便になるため、他の部分より厚みを増しておく）
- 頬棚部は頬筋に包まれるように厚みと形態を付与する。頬小帯から後方は頬筋の流れを意識して粘膜が上から包み込むような凹みをイメージする

4）ワックスリムの寸法

　基礎床を製作後、ワックスリムで仮の人工歯排列位置を決めてろう堤付き個人トレーの完成となる（図4～9）。ろう堤付き個人トレーを用いて、印象採得と咬合採得を行う。

上顎のワックスリムのアーチ

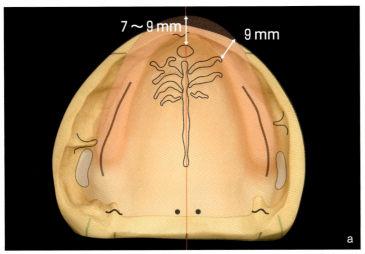
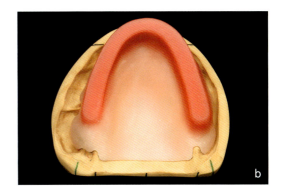

図4a、b　ワックスリムのアーチは、模型上のランドマークを参考に決定していく。上顎前歯の基準として、切歯乳頭から前方に7～9mm、第一横口蓋ヒダの先端から9mmを結んだラインにワックスリムの唇面を合わせる。臼歯は、舌側歯肉縁残遺を参考にするとよい（歯槽頂付近にあるひも状の粘膜隆起）。

下顎のワックスリムのアーチ

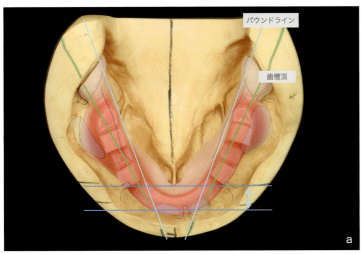
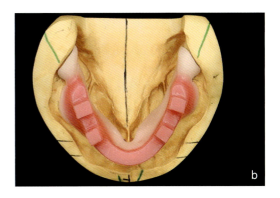

図5a、b　下顎前歯は前方の顎堤アーチと下唇小帯、舌小帯の範囲の中にワックスリムを収める。臼歯はパウンドラインを参考に顎堤の幅の中央を走行するようにする。

Part 2　下顎総義歯の吸着を達成するために：ステップで解説

下顎ワックスリム

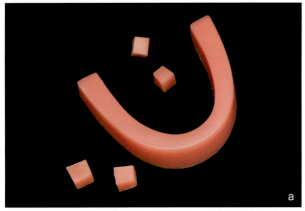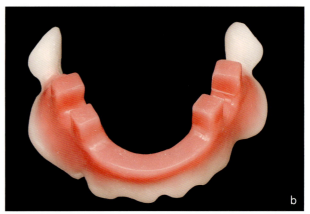

図6a、b　ワックスポールはワックスリムをカットしたものを準備しておく。

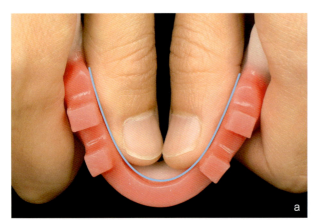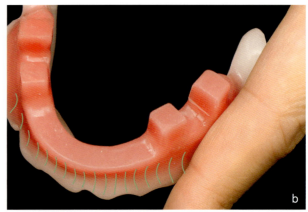

図7a、b　舌房の確保のため凹みをつける（aは指を使った舌のイメージ）。前歯部唇側・頰側も凹みをつくる。

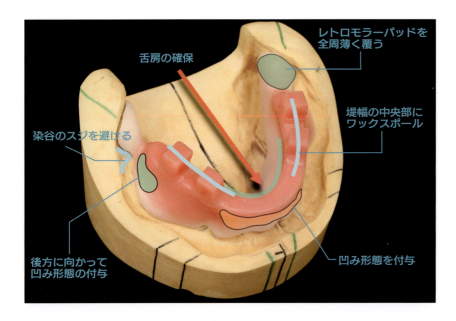

図8　下顎のワックスリム。

ろう堤付き個人トレー

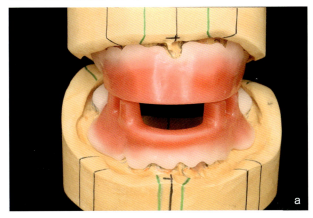
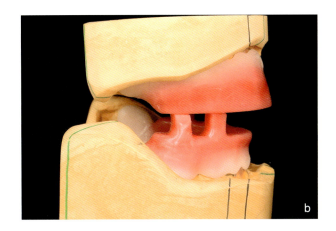
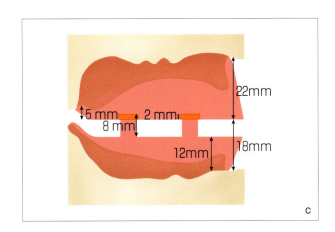

図9 a～c　咬合高径は40mm（ワックスポールの軟化分を入れると42mm）。上顎のろう堤の寸法は前方22mm、後方（翼突下顎ヒダからの高さ）5mm。下顎のろう堤は、基礎として12mmの高さに設定し、その上に8mmのワックスポールを設置する（下顎のワックスポールの2mmは口腔内で軟化調整する範囲として設定しているため、咬合採得後の下顎のろう堤の高さは6mmになる）。

　ワックスポールは、ワックスリムをカットしたものを使用し、ろう堤に固定する。上下顎の咬合採得を行う際、上顎のろう堤と咬合する範囲が広い方が有利であるため、ワックスポールとワックスリムの幅を合わせる。

個人トレーの精度が義歯の品質に直結する

　個人トレーの設計と製作は、最終的な義歯の安定性と快適さに直結する重要なプロセスである。上顎および下顎の各部位に応じたトレーの外形線の設定、ブロックアウトやリリーフ部位の選定、適切な基礎床の厚みの確保など、細部にわたる調整が必要である。これらのステップを丁寧に実行することで、最終的な義歯が患者にとって最適なフィット感を提供し、長期的な使用においても快適さと機能性を維持することが可能となる。個人トレーの精度が義歯の品質に直結するため、細心の注意を払って製作プロセスを進めることが重要である。また、歯科医師と歯科技工士が密に連携し、患者の具体的なニーズや口腔内の状態に対応することが、成功の鍵となる。

参考文献
1. 阿部二郎, 小久保京子, 佐藤幸司. 4-STEPで完成 下顎吸着義歯とBPSパーフェクトマニュアル－全無歯顎症例に対応－. 東京：クインテッセンス出版, 2011.
2. 堤嵩詞, 深水皓三. 目でみる人工歯排列＆歯肉形成. 東京：医歯薬出版, 2008.
3. 佐藤幸司, 石川功和, 生田龍平. QDTプラクティカルマニュアル 初心者のための総義歯製作法. 東京：クインテッセンス出版, 1999.
4. 須藤哲也. 総義歯におけるClass II・Class IIIの考え方とその排列手技. QDT. 2022；47(9)：50-80.
5. 古谷野潔, 矢谷博文（編）. 歯科技工別冊 目で見る咬合の基礎知識. 東京：医歯薬出版, 2002.

Part 2 下顎総義歯の吸着を達成するために：ステップで解説

7 精密印象採得と咬合採得

執筆：林 宏暁

精密印象採得の概要

　概形印象の目的は「辺縁封鎖できる空間」を採得することにある。実際にFrame Cut Backトレーにより概形印象を採得し義歯を製作すると、静的印象であるため、下顎安静位で口を動かさない限りは適合の良い義歯となる。しかし咀嚼や嚥下、発音などの機能時において口腔粘膜が動くと、たちまち義歯の脱離や粘膜の潰瘍、疼痛が生じてしまう（図1）。そのため、精密印象では閉口機能印象を行うことにより、機能時の粘膜の動きに調和した義歯床辺縁および粘膜面形態を製作することが可能となる。機能運動により、精密印象体は概形印象体より小さくなる傾向にある（図2）。

　下顎の精密印象採得はろう堤付き個人トレー[1]や、精密印象採得後にゴシックアーチ描記が可能なナソメータM付き個人トレー[2]を用いて（図3）、閉口機能印象法を行う。これは開口時と閉口時で口腔粘膜の形態が変化するため、閉口時の組織形態に合わせて患者主導型の機能印象を行う方法である。この手法をもとに製作した義歯は咬合時、咀嚼時、嚥下時などの閉口時に義歯床全周の辺縁封鎖が得られ、義歯床内面に陰圧が生じ、義歯の吸着が可能となる。

　閉口機能印象では、均等な圧で印象を採るために、ろう堤の咬合調整が重要である。その際、個人トレーのろう堤部のポール部分をパラフィンワックスで仕上げると調整などがしやすい反面、患者の咬合力が強い場合はろう堤部分が変形し、設定した咬合高径が偏位することがある。そのため、患者によってはポールの部分を硬いインレーワックスに置き換えることでこれを防ぐことができる（図4）。

　個人トレーの床縁の長さは、非可動粘膜である咀嚼粘膜と、可動粘膜である被覆粘膜のほとんど動かないと予測される部分にとどめておく[3]。可動粘膜の動きの範囲は、一次印象として低流動性の印象材により患者が機能運動を行うことで確認でき、それにより義歯床辺縁の長さや厚みが得られる（図5）。その後、高流動性の印象材を用いた二次印象を行うことにより、表面の滑沢化と適合精度の向上および細かい粘膜のヒダの採得が可能となる。

　いわゆる従来型のコンパウンドテクニックでの印象採得は、術者が意図的に辺縁形成を行う方法であるため、術者が代われば粘膜を引く力のコントロールが異なり、臨床経験の差により印象の形態も変化してしまう。一方、患者の閉口機能運動により印象採得を行う下顎吸着総義歯の閉口機能印象法は、概形印象と個人トレーの精度に依存するが、同じ個人トレーを用いれば術者が代わっても同じ形態の印象を採得することが可能である[4]。

概形印象と精密印象

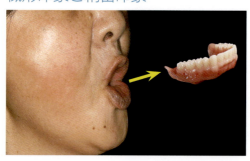

図1　静的印象である概形印象で義歯を製作すると、咀嚼や嚥下、発音などの機能運動による粘膜の動きとともに義歯が動かされ、義歯の脱離や粘膜の潰瘍、疼痛が生じてしまう。

7．精密印象採得と咬合採得

図2a、b 同一患者の概形印象体(a)と精密印象体(b)の比較。精密印象体は静的印象である概形印象体から機能運動により動く粘膜を差し引いた形態となるため、概形印象体よりも一回り小さくなる。

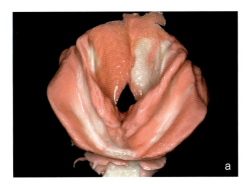
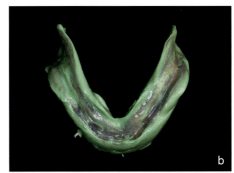

ろう堤付き個人トレーとナソメータM付き個人トレー

図3a、b ろう堤付き個人トレー(a)とナソメータM付き個人トレー(b)。下顎吸着総義歯の精密印象採得ではこれらの咬合堤付き個人トレーを利用する。

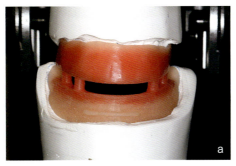
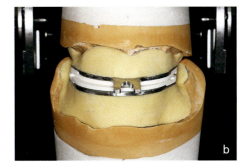

ろう堤付き個人トレーのワックスの種類

図4a、b ろう堤付き個人トレーのうち、ポールがパラフィンワックスの場合(a)は遠火で軟化して手指で曲げられるため、操作性が良く、ろう堤部の調整が容易。しかし、咬合力の強い患者では変形しやすいため、その際は同部に硬いインレーワックスを用いる(b)。

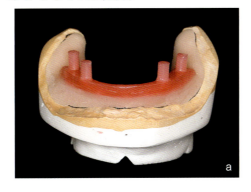
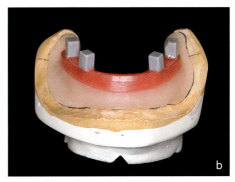

個人トレーが被覆すべき範囲

図5 個人トレーは、非可動粘膜である咀嚼粘膜と、可動粘膜である被覆粘膜のほとんど動かないと予測される部分を被覆する。被覆粘膜の中でも動くか動かないか不明な部位(黄色部)は、低流動性の印象材と患者の機能運動により辺縁形成を行う。

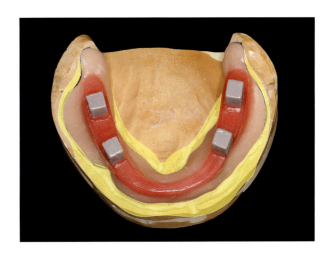

Part 2 下顎総義歯の吸着を達成するために：ステップで解説

個人トレーの試適

印象採得に入る前に必ず個人トレーの試適を行い、トレーの平行性や上下の位置の確認、痛みの除去を行う。この際に、下顎安静位法やair-blow法などを用いて咬合高径を設定し、トレーのろう堤部分をその高さまで調整する（図6）。

試適を行う際は、上下顎ともに初めは手指圧にて顎堤粘膜に対するトレーの当たりや長さが適正であるかを確認し、次いで上下顎トレーを挿入し、咬合圧をかけて同様に確認する。トレーを挿入して機能運動をした際に、粘膜の接触によりトレーが持ち上げられたり疼痛が生じたりする場合は、適合試験材を用いて接触部を確認し削合する（図7）。

下顎の場合は顎堤吸収が大きく、レトロモラーパッドの前方にある線維性の不動組織が乏しい症例の場合は、トレーとレトロモラーパッド部の不適合が生じる場合がある。同部は辺縁封鎖が難しい箇所であるため、このような場合は印象前に即時重合レジンにて適合性を高め、閉口時のレトロモラーパッドの形態にトレーを形態修正しておくとよい（図8）。

ろう堤の調整

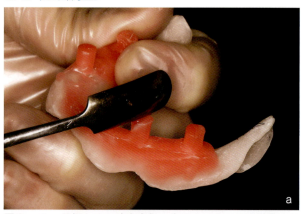

図6a、b　目標とする咬合高径の高さまでろう堤を調整する。

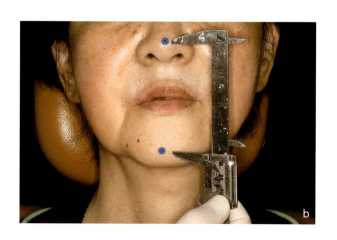

個人トレーの試適・調整

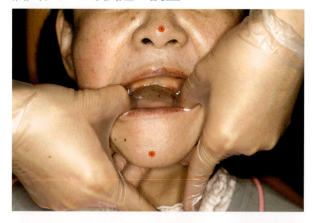

図7a　個人トレーの試適。初めは手指圧で行い、次いで咬合圧をかけて疼痛の有無を確認する。また、トレー辺縁の長さが適正であるかも確認する。

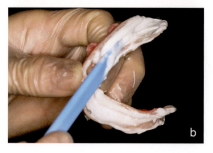
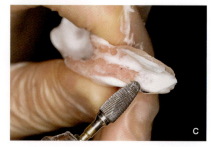

図7b、c　必要な場合は適合試験材を用いて確認し（b）、過剰に接触する部位をマーキングし、削合する（c）。

レトロモラーパッド部の不適合の調整

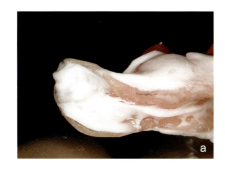

図8a〜d　トレーの試適時にレトロモラーパッドとトレーの間にスペースが空いている(a)。この場合は即時重合レジンを同部に盛り足し、口腔内に挿入し閉口保持する。閉口したレトロモラーパッドの形態が採れたら(b)、余剰部にラインを引き(c)、削合して形態修正を行う(d)。

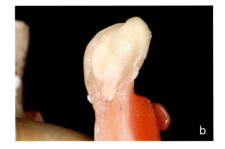
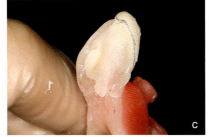
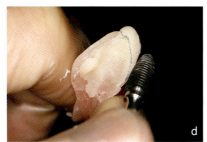

精密印象採得

1) 上顎

精密印象採得は上顎から行う。理由は、先に上顎を印象採得することにより上顎のトレーの適合を良くし、下顎の閉口機能印象中に脱落してくるのを防ぐためである。

上顎精密印象採得の方法を図9に示す。シリコーン印象材は下顎と同様で47ページの表1のものを使用する。

一次印象の準備

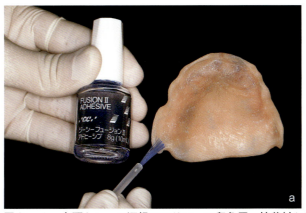
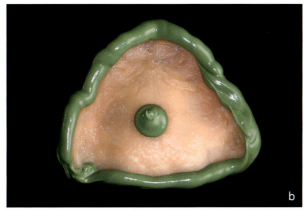

図9a、b　上顎トレーの辺縁にシリコーン印象用の接着材(ジーシー フュージョンII アドヒーシブ、ジーシー)を塗布し、トレーの辺縁に低流動性のシリコーン印象材を盛り付け、辺縁形成を行う。この際に口蓋中央部に印象材をストッパーとして置くことで、模型をワックスでブロックアウトすることによって生じるトレーの前方傾斜が少なくなる。

Part 2　下顎総義歯の吸着を達成するために：ステップで解説

辺縁形成

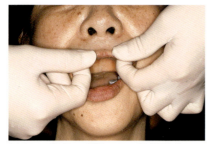

図9c　術者の手指による辺縁形成。口唇や頬粘膜を下方へ引き下げる。

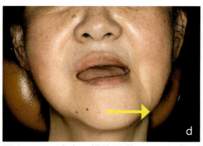

図9d、e　患者の機能運動による辺縁形成。患者が下顎を左右に動かすことにより、筋突起の当たる部位を避ける。

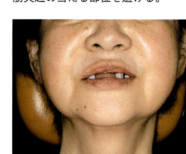

図9f、g　続いて、口唇を突き出す「ウー」、口角を横に広げる「イー」の口の形態をとる。

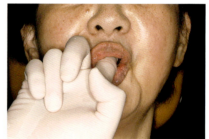

図9h　最後に術者の指を一度だけ吸引するよう指示し、開口保持にて硬化を待つ。

一次印象終了後〜最終印象

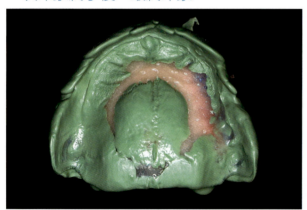

図9i　一次印象採得後の印象体。辺縁形成が完了している。

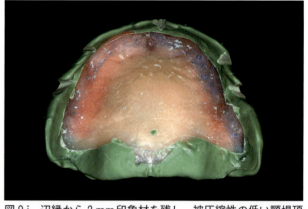

図9j　辺縁から2mm印象材を残し、被圧縮性の低い顎堤頂や口蓋中央部分の印象材を除去する。また小帯部もナイフなどを使用してカットする。

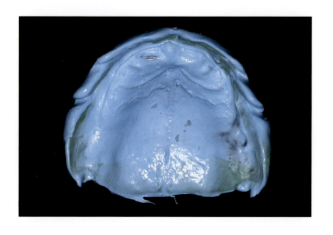

図9k　トレー内面にシリコーン印象用の接着材を塗布し、高流動性のシリコーン印象材を盛り足し、スパチュラにて薄く伸ばす。口腔内に挿入し、一次印象と同じ方法で最終印象を行う。

2）下顎

上顎に次いで下顎の精密印象に移るが、下顎の場合は一次印象での低流動性の材料として、
①ヘビーボディタイプのシリコーン印象材、
②コシを強めた義歯床用短期弾性裏装材「ジーシー ソフトライナー」（ジーシー）、
を使用する2種類の方法がある[5]（図10）。使用するシリコーン印象材の組み合わせの例を表1に示す。

ジーシー ソフトライナーを使用する方法はシリコーン印象材よりも材料費が安価であるため取り入れやすい。しかし欠点は、アルコール成分が多く含まれているため、揮発により印象が変形を起こしてしまうことである。二次印象材により覆われることでアルコールの揮発を抑え、印象材の変形は少なくなるが、できれば30分以内、遅くとも2～3日以内に石膏を注ぎたい[6]。

一次印象にシリコーン印象材を使用する場合は、印象体の経時的寸法安定性に優れているため、急いで石膏を注入する必要はない。また、一次印象後に印象の余剰部の除去やトリミングをすることにより、二次印象時の辺縁封鎖性をさらに高めることが可能である。一方、材料費がジーシー ソフトライナーよりも高くなる点や、一次印象後に印象体の余剰部を除去するため作業工程が増えることなどが、違いとして挙げられる。

下顎精密印象採得の機能運動における5つの基本動作を図11に、ヘビーボディタイプのシリコーン印象材を用いる方法を図12に、ジーシー ソフトライナーを用いる方法を図13に示す。

ろう堤付き個人トレーを用いた精密印象採得後には、咬合採得用シリコーン印象材にて咬合採得を行うことにより、印象時の三次元的な上下顎間関係が採得できる（図14）。しかし、患者の咬合力が強い場合はろう堤部分の変形による咬合高径の低下や下顎位の偏位が生じることがあるため、精密印象採得後に咬合床もしくはゴシックアーチ描記装置を製作して、適正な咬合採得を再度行うこともある。

印象採得した後に石膏を注入する場合は、印象体の辺縁から外側5mmの位置にモデルブロック（Tak Systems, タカラベルモント）を棒状に賦形し貼り付けてボクシングを行う。これにより、印象辺縁の形態を再現した模型を製作することが可能となる（図15）。

下顎精密印象の使用材料

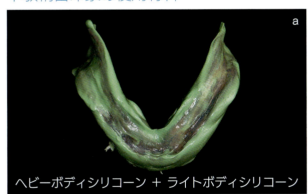
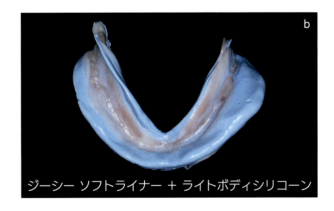

ヘビーボディシリコーン ＋ ライトボディシリコーン　　　ジーシー ソフトライナー ＋ ライトボディシリコーン

図10a、b　下顎精密印象の使用材料。
a：一次印象はヘビーボディタイプのシリコーン印象材、二次印象はライトボディタイプのシリコーン印象材。
b：一次印象はコシを強めたジーシー ソフトライナー（ジーシー）、二次印象はライトボディタイプのシリコーン印象材。

	低流動性の一次印象材	高流動性の二次印象材
ジーシー	ジーシー フュージョンⅡ ヘビーボディタイプ	エクザデンチャー
クルツァー ジャパン	フレキシタイム コレクトフロー	フレキシタイム ヘビートレー
Kettenbach, 白水貿易	パナジル トレー ソフト	パナジル イニシャル コンタクト ライト

表1　主に使用可能な一次印象と二次印象におけるシリコーン印象材の組み合わせ。

Part 2 下顎総義歯の吸着を達成するために：ステップで解説

機能運動の5つの基本動作

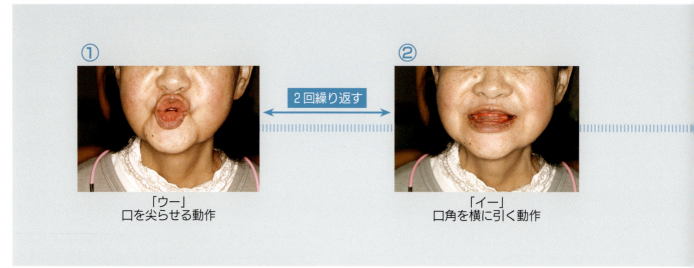

図11 下顎精密印象採得の機能運動における5つの基本動作。

下顎精密印象採得①：ヘビーボディシリコーン＋ライトボディシリコーン印象材

図12a〜v ヘビーボディタイプのシリコーン印象材＋ライトボディタイプのシリコーン印象材を用いた精密印象採得の手技。ここでは、ヘビーボディタイプに「ジーシー フュージョンⅡ モノフェイズタイプ」(ジーシー)＋「ジーシー フュージョンⅡ ヘビーボディタイプ」(ジーシー)、ライトボディタイプに「フレキシタイム コレクトフロー」(クルツァー ジャパン)を使用している。

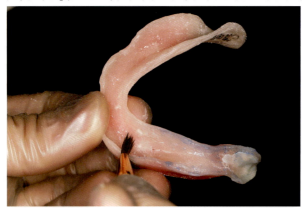

図12a 印象採得前に咬合高径や咬み合わせの位置を確認し修正する。問題がなければ、トレーの辺縁にシリコーン印象用の接着材を塗布する。

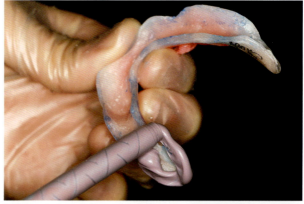

図12b レトロモラーパッド部には、印象材の硬さによる圧迫変形を抑えるためにモノフェイズタイプのシリコーン印象材を使用する。

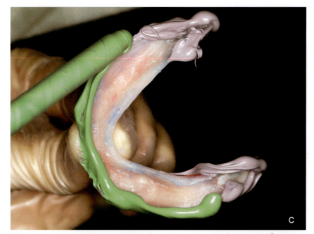

図12c、d その他の辺縁形成にはヘビーボディタイプのシリコーン印象材を使用する。

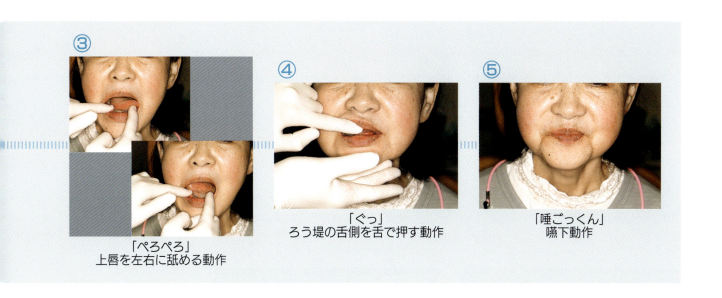

③「ぺろぺろ」上唇を左右に舐める動作
④「ぐっ」ろう堤の舌側を舌で押す動作
⑤「唾ごっくん」嚥下動作

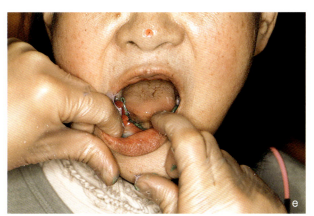
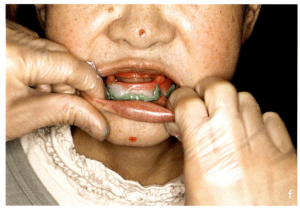

図12e、f　辺縁に印象材を盛ったトレーを口腔内に挿入し、下顎顎堤の定位置に来るようにしっかり位置づけしてから咬合させる。図11に示した5つの基本動作で機能印象採得を行い、印象材の硬化を待つ。

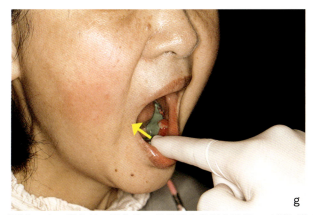
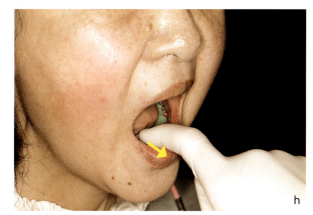

図12g、h　印象材の硬化後に前歯部ろう堤を手指にて押し引きを行い、吸着が得られているかを確認する。

Part 2　下顎総義歯の吸着を達成するために：ステップで解説

下顎精密印象採得①：ヘビーボディシリコーン＋ライトボディシリコーン印象材（続き）

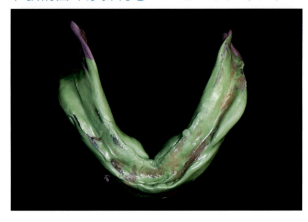

図12i　一次印象採得後の印象体。

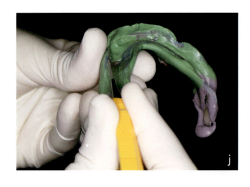
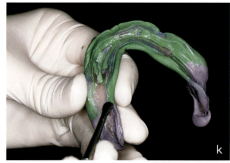

図12j、k　レトロモラーパッド部以外は辺縁から2mm印象材を残し、被圧縮性に乏しい顎堤頂部分の印象材を除去する。

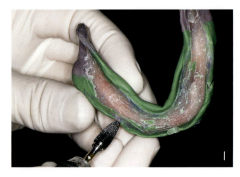
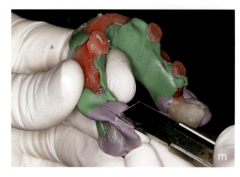

図12l、m　トレー辺縁で印象材が抜けている部分は粘膜に強く接触している可能性があるため、同部位を削合する(l)。また、小帯部もナイフ等で切除しておく(m)。

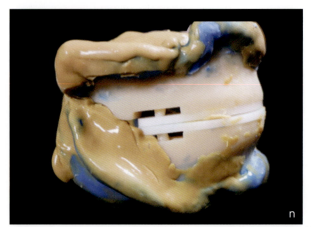
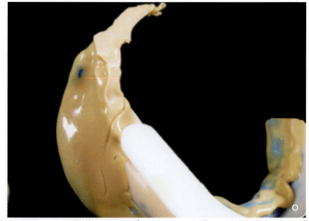

図12n、o　レトロモラーパッド部のトレー上部に乗った印象材を除去する。この部位はBTCポイントと呼ばれる頬粘膜と舌とが接触して吸着を補助する部位となるため、除去して印象することで粘膜と舌が寄り添った印象が採得できる。また、同部の余剰な印象材が上顎トレーと接触し、咬合時に偏位をきたす可能性もある（山崎史晃先生のご厚意による写真提供）。

7．精密印象採得と咬合採得

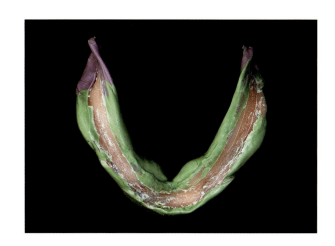

図12p　余剰印象材除去後の印象体。これを用いて二次印象採得を行う。

図12q〜t　二次印象採得。トレー内面にシリコーン印象用の接着材を塗布し(q)、トレーにライトボディシリコーン印象材を盛り上げる(r)。スパチュラを用いてトレー内面全体に印象材を薄く広げる(s)。印象材を盛ったトレーを口腔内に挿入し、下顎顎堤の定位置に来るようにしっかり位置づけしてから咬合させる。その後、図11の５つの基本動作で機能印象採得を再度行い、印象材の硬化を待つ(t)。

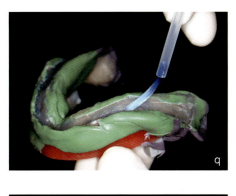
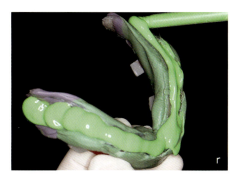
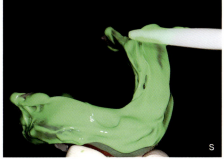
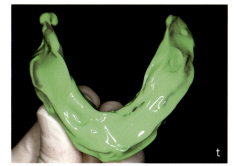

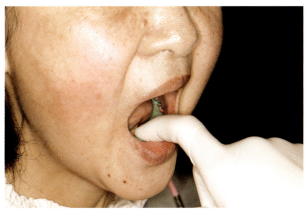

図12u　g、hと同様に前歯部ろう堤を手指にて押し引きを行い、吸着が得られているかを確認する。

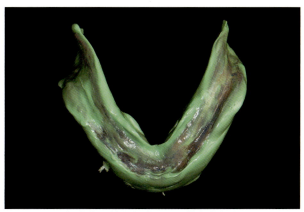

図12v　下顎総義歯吸着印象法による精密印象体。

Part 2 下顎総義歯の吸着を達成するために：ステップで解説

下顎精密印象採得②：ジーシー ソフトライナー＋ライトボディシリコーン印象材

図13a〜j　ジーシー ソフトライナー＋ライトボディタイプのシリコーン印象材を用いた精密印象採得の手技。ここでは、ライトボディタイプにエクザデンチャー（ジーシー）を使用している。

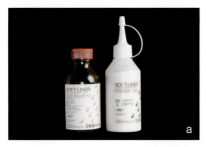
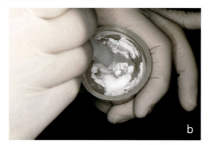
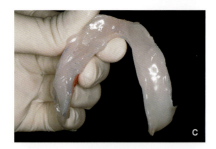
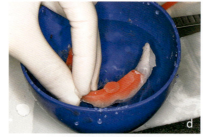

図13a〜d　ジーシー ソフトライナー（a）のコシを強めるために粉液比を10：7に調整して練和し（b）、トレー内面に盛り付けていく（c）。この際にトレー内面に接着材は使用しない。約40℃のお湯に浸け（d）、表面のベタつきを取り、口腔内に挿入する。
　トレーを下顎顎堤の定位置にしっかり位置づけてから閉口し、図11の５つの基本動作で機能印象採得を行い、閉口した状態で硬化を待つ。図12g、hと同様に前歯部ろう堤を手指にて押し引きを行い、吸着が得られているかを確認する。

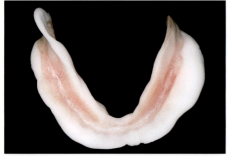

図13e　一次印象採得後の印象体。

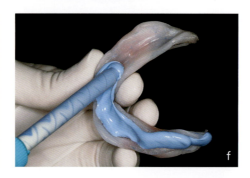

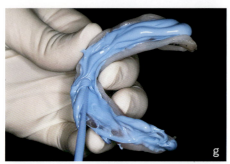
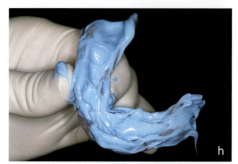

図13f〜h　二次印象採得。トレーにライトボディタイプのシリコーン印象材を盛り上げ（f）、スパチュラを用いてトレー内面全体に印象材を薄く広げる（g）。印象材を盛ったトレーを口腔内に挿入し、下顎顎堤の定位置に来るようにしっかり位置づけしてから咬合させ、その後、図11の５つの基本動作で機能印象採得を再度行い、印象材の硬化を待つ（h）。

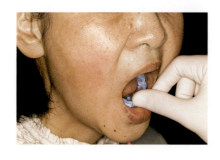

図13i　図12g、hと同様に前歯部ろう堤を手指にて押し引きを行い、吸着が得られているかを確認する。

7．精密印象採得と咬合採得

図13j　閉口機能印象法により採得された精密印象体。

咬合採得

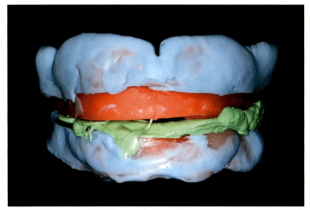

図14　精密印象採得後に咬合採得用シリコーン印象材にて咬合採得を行う。ろう堤のポール部分の変形による咬合高径の低下や下顎位の偏位が生じた場合は、これをもとに咬合床もしくはゴシックアーチ描記装置を製作し、適正な咬合採得を再度行うとよい。

石膏注入

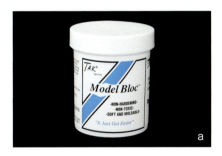
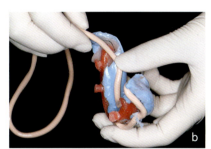
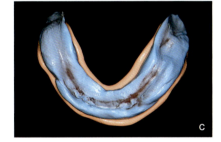
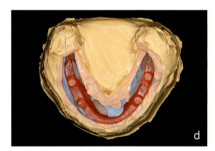

図15a〜d　精密印象採得後に石膏を注入する際は、印象体の辺縁から外側5mmの位置にモデルブロック(Tak Systems，タカラベルモント)〔a〕を棒状に賦形し貼り付けて行う(b、c)。これにより、辺縁封鎖が可能な義歯床辺縁形態を完成義歯へと再現できる(d)。

参考文献

1．佐藤勝史．What is Suction Denture?　東京：デンタルダイヤモンド社，2014：42-53．
2．阿部二郎，小久保京子，佐藤幸司．4-STEPで完成 下顎吸着義歯とBPSパーフェクトマニュアル．東京：クインテッセンス出版，2011：145-65．
3．佐藤勝史．This is Suction Denture!　東京：デンタルダイヤモンド社，2017：47-8．
4．糠澤真壱．総義歯印象における術者誘導型と患者主導型の相違．顎咬合誌．2009；29(1-2)：18-26．
5．阿部二郎，小久保京子，佐藤幸司．4-STEPで完成 下顎吸着義歯とBPSパーフェクトマニュアル．東京：クインテッセンス出版，2011：152-60．
6．佐藤勝史．Ultimate Suction Denture!　東京：デンタルダイヤモンド社，2024：145．

Part 2 下顎総義歯の吸着を達成するために：ステップで解説

8 ゴシックアーチトレーサーの製作

執筆：今田裕也

はじめに

個人トレーと同様に、ゴシックアーチトレーサーの製作においても、患者の口腔内の形態に合わせたカスタムメイドのアプローチが求められる。その精度が最終的な義歯の品質に直結することを理解して製作する必要がある。

印象の確認

採得された印象を確認し、問題がなければ模型を製作する（図1～3）。

咬合器へのマウント

咬合採得の際に得られた患者の咬合平面を咬合器の平面と平行にマウントする（図4）。

印象の確認

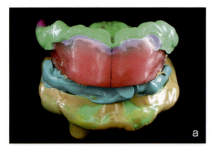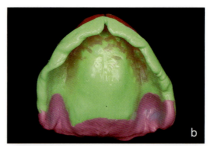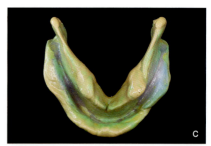

図1a～c 吸着に必要な要素が再現されているかを確認する。シリコーン印象に大きな段差がないか、印象が届いていない箇所がないか、トレーが表面に出てきていないかを確認する。

模型製作

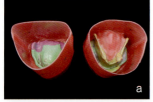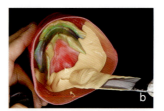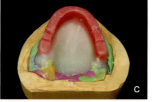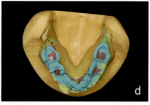

図2a～d 小さな気泡などはワックスで埋めておく。ボクシングワックスを巻く際は、模型になったときに印象が外せるようにアンダーカットを避ける必要がある。

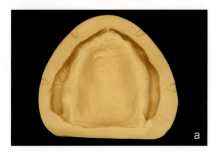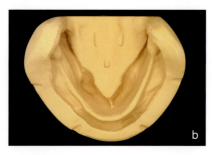

図3a、b 完成した上下顎模型。

8．ゴシックアーチトレーサーの製作

咬合器マウント

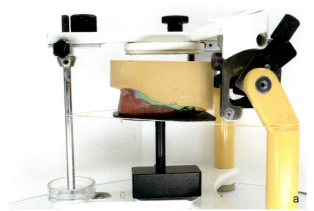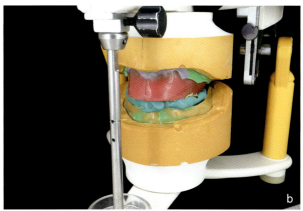

図4a、b　ろう堤付き個人トレーから得られた咬合平面に対して平行に基底面を調整した模型(YN式咬合平面板によって得られた咬合平面)を咬合器にマウントする。この際、歯科医師が調整した上顎の咬合床の咬合平面を参考にする。また、リップサポートの確認が重要であるため、顔貌の正面観・側方面観を写真で記録しておくことが重要である。

平面の確認は瞳孔線と鼻筋のラインを参考に写真を見ながら設定する。咬合器の設置については、使用している咬合器を基準にする。咬合平面板が付属している咬合器では、使用している咬合器がカンペル平面基準か、フランクフルト平面基準かを把握しておく必要がある。咬合平面板に切歯切縁の記載がある場合は、ろう堤切縁をライン上に合わせてマウントする。

基礎床の製作

咬合器にマウント後、基礎床を製作する(図5)。

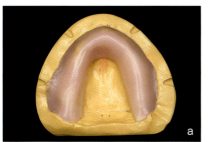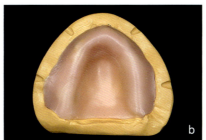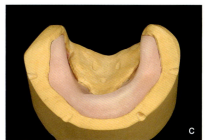

図5a～c　良好な適合の基礎床を製作するため、上顎の基礎床は2回に分けてトレーレジンの圧接を行う。1回目は口蓋を除いた馬蹄型で圧接し(a)、プレッシャーポット2気圧の水中下にて硬化後、2回目に口蓋を圧接して製作する(b)。こうすることで、レジンの収縮を分散し、床全体として変形の少ない基礎床が製作できる。

ゴシックアーチトレーサー用のワックスリムの製作

ゴシックアーチトレーサー用のワックスリムを製作する(図6)。

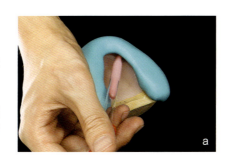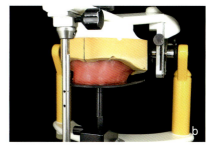

図6a、b　まず、機能印象時の咬合床全体の形態をシリコーンパテで型取りし、その型に溶けたワックスを流し込むことで基本的な形態を再現する。平面の微調整は、咬合器の咬合平面板を利用して行う。

55

Part 2　下顎総義歯の吸着を達成するために：ステップで解説

描記板と描記針の設置

　ゴシックアーチトレーサーは、上下顎のいずれかに描記板と描記針を設置するものである。今回は、上顎に描記板を、下顎に描記針を設置する。ゴシックアーチトレーシングが終了した後も基礎床をそのまま人工歯排列用に使用したいので、簡便に移行できるような構造にする。そこで、描記板の固定はシリコーンパテで行うことにした（図7～13）。

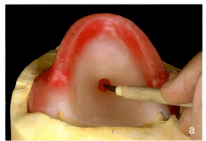
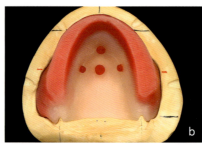
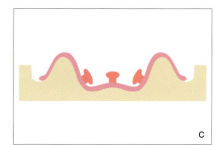

図7a～c　シリコーンパテが基礎床に確実に固定されるように、あらかじめパターンレジンで維持機構を設ける。

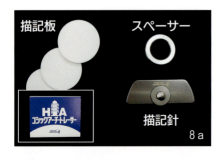
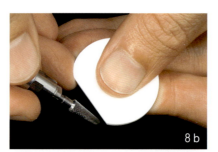
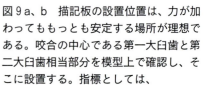

図8a、b　描記板は円形であるため、回転を防ぐためにカーバイドバーで側面を面取りする。

図9a、b　描記板の設置位置は、力が加わってももっとも安定する場所が理想である。咬合の中心である第一大臼歯と第二大臼歯相当部分を模型上で確認し、そこに設置する。指標としては、
①頬骨下稜部が第二大臼歯相当部なので、描記板の中心はその前方手前に設置
②切歯乳頭と両側の翼突下顎ヒダの長さの半分が安定位置
③口蓋に球をのせ、安定した位置（佐野和也氏〔サヤカ〕考案）。
　本ケースでは、3つのパターンすべてが同じ位置に当てはまった。

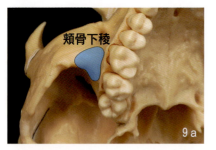
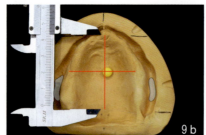
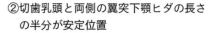

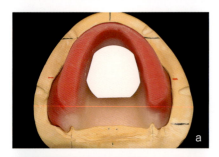
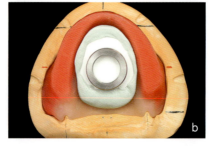
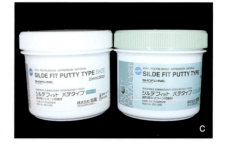

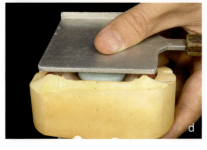
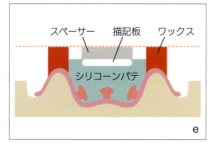

図10a～e　適量のシリコーンパテ（ジルデフィット、松風）を練り、基礎床の口蓋にシリコーンパテ、描記板、スペーサーの順に乗せる。上顎のろう堤の平面と平行になるように平面スパチュラで圧接する。

8．ゴシックアーチトレーサーの製作

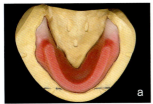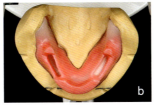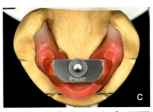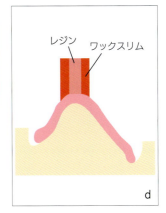

図11a～d　下顎の描記針は、上顎の描記板の中央に描記針が触れる位置に設定する。まず、下顎のろう堤を上顎のろう堤の咬合面から3mm以上空ける。次に、描記針のプレートを乗せる位置を確認した後、設置箇所のワックスリム中央に溝を掘る。深さは基礎床の表面が現れるまで掘り込む。掘り込んだ溝にパターンレジンを流し込み、柱を作る。その上に描記針のプレートをパターンレジンで固定する。上下顎のワックスリムには、チェックバイト用に片顎6箇所のV字溝を唇頬側に形成する。

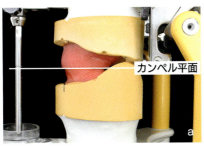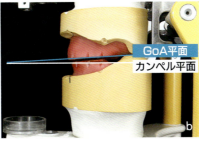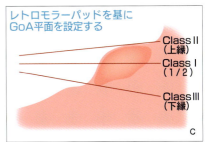

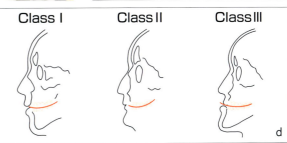

図12a～d　ゴシックアーチの平面については、基本的にClass I 症例に合わせてカンペル平面に平行に設定するが、Class II やClass IIIの場合、下顎骨（枝）、咬筋、矢状顆路角の関係からゴシックアーチ平面を咬合平面に合わせた方が運動の記録を採得しやすいことがある。本症例はClass IIに相当するため、ゴシックアーチ平面をカンペル平面よりも後ろ上がり（レトロモラーパッドの上縁に向けて）に設定している。Class I の場合はレトロモラーパッドの1/2、Class IIIの場合はレトロモラーパッドの下縁に向ける。

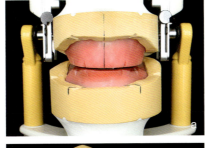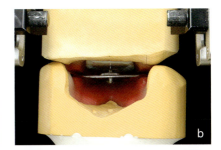
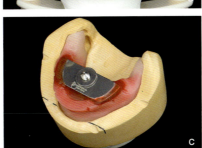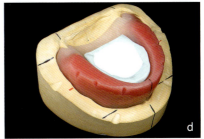

図13a～d　完成したゴシックアーチトレーサー。

参考文献
1. 阿部二郎, 小久保京子, 佐藤幸司. 4-STEPで完成 下顎吸着義歯とBPSパーフェクトマニュアル－全無歯顎症例に対応－. 東京：クインテッセンス出版, 2011.
2. 堤嵩詞, 深水皓三. 目でみる人工歯排列＆歯肉形成. 東京：医歯薬出版, 2008.
3. 佐藤幸司, 石川功和, 生田龍平. QDTプラクティカルマニュアル 初心者のための総義歯製作法. 東京：クインテッセンス出版, 1999.
4. 須藤哲也. 総義歯におけるClass II・Class IIIの考え方とその排列手技. QDT. 2022；47(9)：50-80.
5. 古谷野潔, 矢谷博文（編）. 歯科技工別冊 目で見る咬合の基礎知識. 東京：医歯薬出版, 2002.

9 ジーシー バイトトレー（またはセントリックトレー）を用いた簡易咬合採得のステップ

執筆：林 宏暁

簡易咬合採得の概要

咬合床にて咬合採得をする際に、咬み合わないろう堤の修正に時間を費やすことは、臨床ではよくあることではないだろうか。下顎総義歯吸着印象法は閉口機能印象法であるため、適正な咬合高径に設定した咬合堤付き個人トレーを用いて、咬合した状態で機能印象採得を行う。

この際、個人トレーとして、ろう堤付き個人トレーや、精密印象採得後にゴシックアーチ描記が可能なナソメータ M付き個人トレーが用いられる（43ページの図3）。この際のろう堤の調整は、咬合圧をできるだけ左右均等な力で加圧するうえで重要であり、この調整量が少ないほど短時間で、かつ適正な咬合圧による印象採得が可能となる（図1）。

一般的には咬合床を製作する際は、有歯顎者の平均値を利用した咬合床の基準値を利用する場合が多い（図2）[1]。しかし、この方法は有歯顎者と無歯顎者の口腔内条件による差や、個人差による咬合高径の違いにより、咬合床の修正が必要になることが少なくはない。

そこで概形印象時に簡易咬合採得を行い、それを基に個人トレーを製作することで、下顎吸着総義歯の精密印象採得時や従来型の義歯製作における咬合採得時のチェアタイムを激減させることができる。

ろう堤の調整

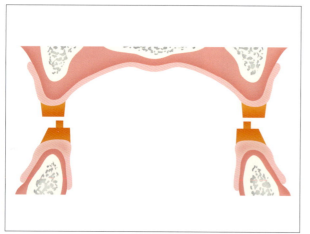

図1 下顎ろう堤の軟化部と上顎ろう堤の接触部で水平的および垂直的に偏位が少なければ調整量も少なくなる。また、左右ろう堤の高さが適切であれば、咬合圧の均等化により閉口機能印象の良好な精密印象採得にもつながる。

基準値を利用した咬合床の製作法

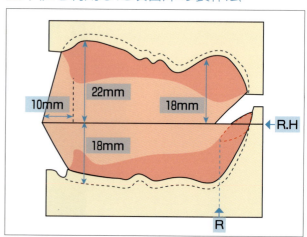

図2 顎堤頂と歯肉唇・頬移行部を基準値とした咬合床の製作法（参考文献1より引用・改変）。

簡易咬合採得の器具・材料

簡易咬合採得の器具として、「ジーシー バイトトレー」（ジーシー）もしくは「セントリックトレー」（Ivoclar Vivadent）のうちどちらかを使用し（図3）、シリコーンパテあるいは低流動性のアルジネート印象材を用いたダブルアーチ印象テクニックで採得する。

アルジネート印象材は可動組織の大きいフラビーガム症例などに有用である[2]（図4）。なぜなら、シリコーンパテでは材料の硬さにより顎堤が変形した状態で咬合が採れることがあり、概形印象による模型と簡易咬合採得のバイト体が適合しない場合があるからである[2]。

そのような条件がなければ、主にシリコーンパテを使用して簡易咬合採得を行う。理由としては、賦形が容易で操作性が良いこと、そして、アルジネート印象材と違い経時的変化が少ないため、模型製作やマウンティング作業を急がずに行うことができる点が挙げられる。筆者は臨床では「ジーシー フュージョンⅡ パテタイプ」（ジーシー）のシリコーン印象材を利用している（図5）。

簡易咬合採得の器具

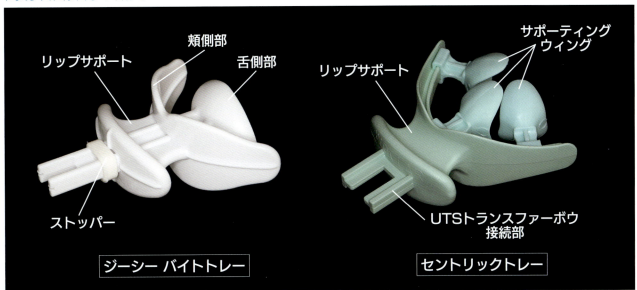

図3 ジーシー バイトトレー（ジーシー）では、ねつ和したパテタイプ印象材を頬側部と舌側部の間に盛り付け、リップサポートが患者の唇の位置にくるように挿入する。セントリックトレー（Ivoclar Vivadent）においても、パーツの名称は違えど、同様の操作をする。

簡易咬合採得の材料

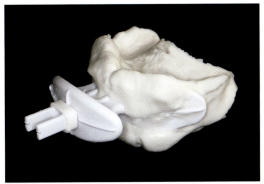

図4 アルジネート印象材とジーシー バイトトレーによる簡易咬合採得。印象材の硬さによる圧迫変形を抑えた簡易咬合採得が可能。フラビーガム症例などに有用だが、模型製作やマウンティングを急いで行う必要がある。

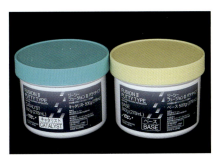

図5 「ジーシー フュージョンⅡ パテタイプ」（ジーシー）。練和時間20秒、操作時間1分、口腔内保持3分。

簡易咬合採得の利点

義歯製作を、①従来型の手法、②下顎総義歯吸着印象法で行う場合の簡易咬合採得の利点は**表1**のとおりである。

ろう堤付き個人トレーを用いる際に、患者の咬合力が強い場合はろう堤部分が変形し、設定した咬合高径が低くなり、かつ偏位することがある（図6）。このような場合は、精密印象採得後に咬合床もしくはゴシックアーチ描記装置を製作して、再度適正な咬合採得を行うとよい。その際に簡易咬合採得を行ったバイト体を保存しておけば、個人トレーの製作のみならず、咬合採得時の咬合床やゴシックアーチ描記装置を製作するうえでの咬合高径の基準となるため、咬合採得時の調整も少なくて済む。

下顎ろう堤付き個人トレー

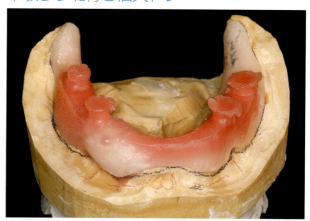

各製作法による簡易咬合採得の利点

従来型の手法	咬合採得の時間短縮と信頼性の向上
下顎総義歯吸着印象法	均等な咬合圧印象と咬合採得の時間短縮と信頼性の向上

表1　従来型の手法と下顎総義歯吸着印象法による義歯製作における簡易咬合採得の利点。

図6　下顎ろう堤付き個人トレーは印象採得時に、咬合力により設定した咬合高径からポール部分がつぶれてくる場合がある。この場合は再度、適正な咬合採得を行う必要がある。

簡易咬合採得の咬合高径設定法

簡易咬合採得を行う前に、まず目標とする咬合高径を設定する。筆者は主に下顎安静位法、air-blow法、ムー発音法を利用し、この3つの方法の計測値を総合的にみて咬合高径を設定する[3]（図7）。「開口から閉口」「フー」「ムー」を一連の流れで行うと短時間で計測できる。

計測する際は、鼻尖とオトガイ部にシールを貼り、計測点を記入した位置をノギスにて測定するか、「バイトゲージ 坪根式」（YDM）にて鼻下点とオトガイ底の距離を測定する（図8）。

3つの咬合高径設定法

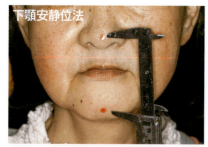

図7a　下顎安静位法。開口後に上下唇が触れるところまでゆっくり閉口し、その位置の高さから2～3mm引いた値を咬合高径の高さとする。

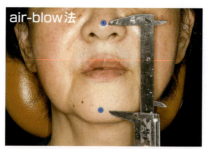

図7b　air-blow法。上下の唇がわずかに触れた状態で息を静かにフーと吹いてもらった位置の高さから2～3mm引いた値を咬合高径の高さとする。唇を突出させすぎると計測値が高くなるため注意する。

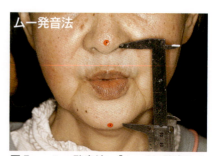

図7c　ムー発音法。「ムー」と発音した際の位置の高さから2～3mm引いた値を咬合高径の高さとする。

バイトゲージ

図8 「バイトゲージ 坪根式」(YDM)。鼻下点とオトガイ底の距離を測定する。

簡易咬合採得の術式

簡易咬合採得の手技を図9、10に示す。ジーシー バイトトレーとセントリックトレーで行った簡易咬合採得に形態の大きな差はない(図11)。これを模型と適合するように顎堤頂以外の周囲余剰部を切除し、研究用模型と合わせ、印記された正中線と水平線に合わせて咬合器に付着して(図12)個人トレー等を製作する。

簡易咬合採得は上下の顎堤を同時に採得する方法であるため、初めて取り組む術者にとっては難しく感じるかもしれない。しかし、これはあくまで個人トレーや咬合床を製作するための、おおよその咬合採得である。適正な咬合採得は再度採りなおすため、あまり神経質に突き詰めすぎず、気楽な気持ちで取り組んでいただきたい。

簡易咬合採得を上手に行うポイントは、印象材を盛ったトレーのポジショニングである。一般的には上顎の顎堤へトレーの圧接を行い、下顎の顎堤を目視下で確認しながらトレーの角度を調整し、閉口して下顎顎堤の咬合を採得する。これは、一般的に顎堤の吸収は下顎のほうが上顎より大きい場合が多いため[4]、顎堤条件の良い上顎からトレーを位置づけすることで安定し、下顎の咬合も採得しやすくなるためである。しかし、顎堤の吸収には個人差があり、上顎顎堤が下顎顎堤よりも吸収している場合もある。そのような症例や上顎にフラビーガムがある際は、下顎顎堤からトレーを位置づけしたほうが安定が良く、適正な簡易咬合採得を行うことが可能となる。

簡易咬合採得材(シリコーンパテ)

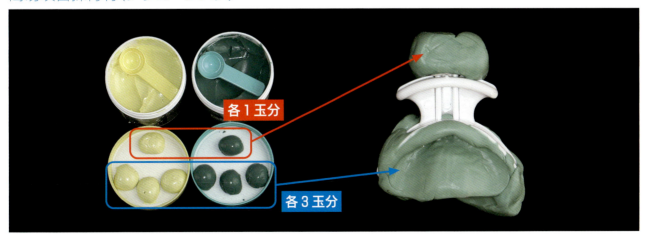

図9a 簡易咬合採得材(シリコーンパテ)の取り扱い。「ジーシー フュージョンⅡ パテタイプ」のベースとキャタリストを備え付けの計量スプーンすりきり4杯ずつ用意する。各3杯分は上顎および下顎顎堤部に使用し、各1杯分はジーシー バイトトレーの先端に付け、正中線と水平線の印記をする。

Part 2　下顎総義歯の吸着を達成するために：ステップで解説

簡易咬合採得材（シリコーンパテ）の賦形

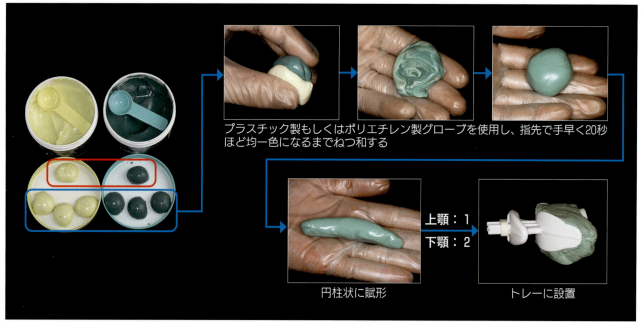

図9b　パテをねつ和する際の注意点として、ラテックス製グローブを使用すると硬化遅延やこれにともなう面荒れを起こすため、プラスチック製もしくはポリエチレン製グローブを使用する。まず3杯分のパテを手早く20秒ほど均一色になるまでねつ和する。ねつ和をする際は手指の熱により硬化が早まるため、掌ではなく指先にて行う。ねつ和したら円柱状に賦形し、上顎顎堤：下顎顎堤を1：2の割合でトレーに設置する。

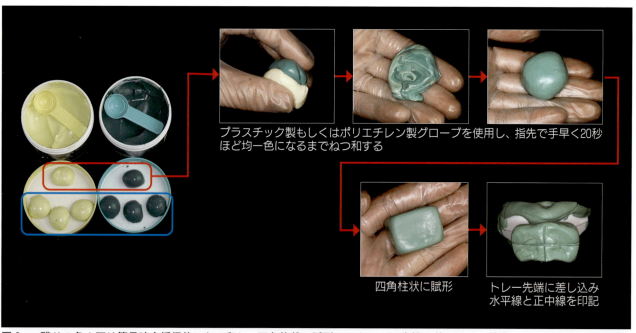

図9c　残りの各1玉は簡易咬合採得後にねつ和し、四角柱状に賦形してトレーの先端に差し込み、基準となる水平線と正中線を印記する。

9．ジーシー バイトトレー（またはセントリックトレー）を用いた簡易咬合採得のステップ

簡易咬合採得の術式

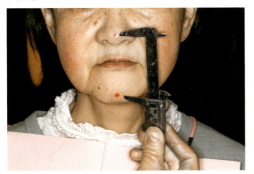

図10a　設定する咬合高径を確認する。

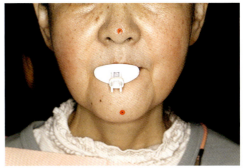

図10b　トレーを試適し、唇でトレーの柄をくわえてもらう。「本番では粘土のようなものが入る」旨を伝えておく。

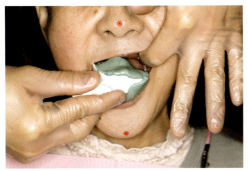

図10c　図9bのようにトレーにパテを盛り、口角にぶつからないよう回転させながら口腔内へ挿入する。

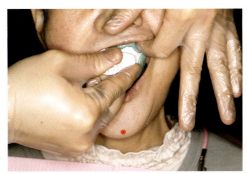

図10d　上唇を左手で引き、上顎顎堤にパテを圧接する。

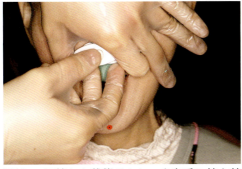

図10e　圧接した状態でトレーを左手に持ち替える。

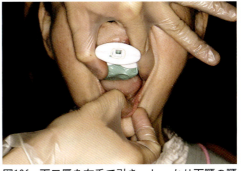

図10f　下口唇を右手で引き、しっかり下顎の顎堤を視認する。

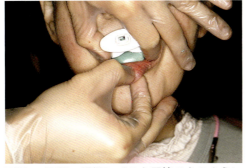

図10g　下顎の顎堤にパテを圧接できるように角度を合わせてから、ゆっくり閉口してもらう。

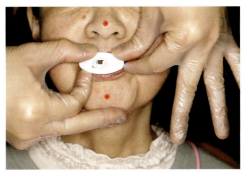

図10h　閉口後、トレーの位置を整える。

Part 2 下顎総義歯の吸着を達成するために：ステップで解説

簡易咬合採得の術式（続き）

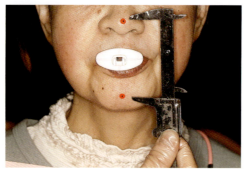

図10i　設定した咬合高径まで噛み込んでもらう。

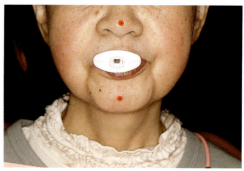

図10j　嚥下を指示する。これにより、前噛みしていた場合は下顎位が後方へ下がる。

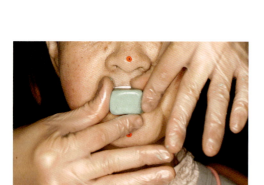

図10k　顎堤の採得が終わったら、図9cのように残りのシリコーンパテ各1杯をねつ和し、四角柱状に賦形した後、パテをトレーの先端に差し込む。

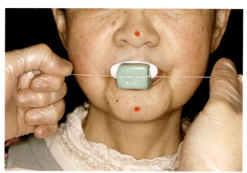

図10l　デンタルフロスにて瞳孔線に平行な水平線を印記する。

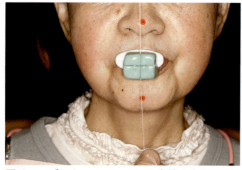

図10m　デンタルフロスにて正中線を印記する。

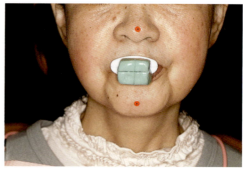

図10n　硬化を待つ。

簡易咬合採得の術式（続き）

9．ジーシー バイトトレー（またはセントリックトレー）を用いた簡易咬合採得のステップ

簡易咬合採得の形態

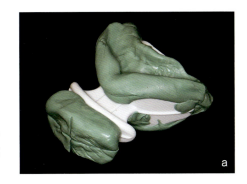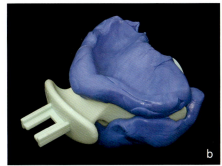

図11a、b　ジーシー バイトトレー(a)とセントリックトレー(b)による簡易咬合採得。形態に大きな差はない。

咬合器へのマウント

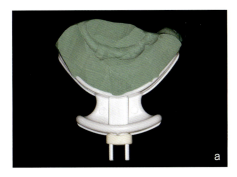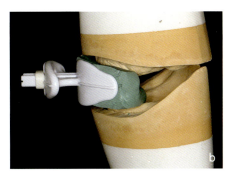

図12a、b　概形印象模型を製作し、簡易咬合採得(a)により咬合器へマウントする(b)。

参考文献

1. 権田悦通, 杉上圭三. 歯科技工士教本 有床義歯技工学 全部床義歯技工学. 東京：医歯薬出版, 1994：46-9.
2. 阿部二郎(監著), 岩城謙二, 須藤哲也, 小久保京子(著). 下顎総義歯吸着テクニック ザ・プロフェッショナル. 東京：クインテッセンス出版, 2017：34-5, 86-92.
3. 佐藤勝史. Ultimate Suction Denture! 東京：デンタルダイヤモンド社, 2024：113.
4. 山縣健佑, 黒岩昭弘. 図説無歯顎補綴学—理論から装着後の問題解決まで—. 東京：学建書院, 2004：14-7.

Part 2　下顎総義歯の吸着を達成するために：ステップで解説

10 ナソメータ M 用個人トレーの製作

執筆：須藤哲也

はじめに

　ナソメータ M (Ivoclar Vivadent) は、閉口機能印象とゴシックアーチ描記を同時に行うことが可能な優れた装置である。ナソメータ M をセットアップするには、ストラトス咬合器とホリゾンタルガイド（ともにIvoclar Vivadent）が必要になる。Part 2-6 ～ 8 で紹介しているろう堤法と比較し、BPS 認定歯科医師と BPS 認定歯科技工士の資格が必要であり、必要機材も高額となるが、閉口機能印象のまま行うゴシックアーチ描記は、ろう堤法のブロックアウトを行ったゴシックアーチ描記とは異なり、口腔内で動きが少なく正確なゴシックアーチの採得が可能である。

ナソメータ M の製作手順

1）ホリゾンタルガイドの設置

　ホリゾンタルガイドは、下顎模型を咬合器の中央に正確にマウントする装置である。セントリックトレー (Ivoclar Vivadent) による仮の咬合採得 (Part 2-9 参照) により得られた上下顎前歯部咬合高径の1/2 を計測し、ホリゾンタルガイド前方の数値に合わせる。後方はレトロモラーパッドの1/2 の高さに合うように水平面の調整を行う。また、咬合面観から左右歯槽頂および正中に合うよう、ホリゾンタルガイド後方のガイドを利用して固定する（図1、2）。

2）セントリックトレーによる上顎模型のマウント

　セントリックトレーに盛られているアルギン酸印象材（またはシリコーン印象材）で、上下顎模型に適合しない箇所をカットし、上顎模型をマウントする（図3）。

3）ナソメータ M の設置位置

　個人トレーの設計は、Part 2-6 で紹介したろう堤の設計と同様である。
　ナソメータ M の設置は、ストラトス咬合器のインサイザルピン、後方の支柱（黄色）の中央にある輪ゴム用ノッチに輪ゴムを設置することで位置が明確となる。筆者は白いバイトリムの中央ではなく、上顎金属プレートの高さに合うように設置している。これにより、上顎の白いバイトリム（厚み 2 mm）が咬合高径の 1/2 よりも審美的に見えやすくなる。
　本症例は Class II であるため後ろ上がりに設置しているが、Class I であれば輪ゴムに合わせる。白いバイトリム前歯部の幅は 5 mm であるため、切歯乳頭からの距離は症例により調整を行う。ナソメータ M は 4 箇所の維持部により固定するため、粘土などを用いて維持部以外で仮合わせを行い、少量の基礎床レジンで固定する。その後、前述したろう堤法の外形と同様に基礎床レジンにて形態を整える（図 4 ～ 7）。

ホリゾンタルガイドの設置

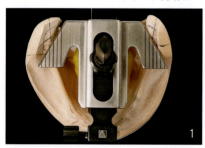
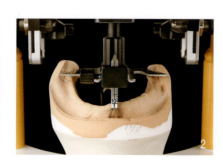

図1　左右歯槽頂および正中に合うようにホリゾンタルガイド後方のガイドを利用して設置。
図2　上下顎前歯部咬合高径の1/2 を前方の数値に合わせ、後方はレトロモラーパッドの1/2 の高さに合うように水平面の調整を行う。

10. ナソメータ M 用個人トレーの製作

セントリックトレーによる上顎模型のマウント

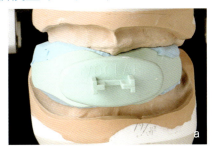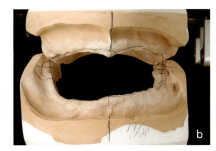

図3a、b　セントリックトレーに盛られているアルギン酸印象材（またはシリコーン印象材）の上下顎模型に適合しない箇所をカットし、上顎模型をマウントする。

ナソメータ M の設置位置

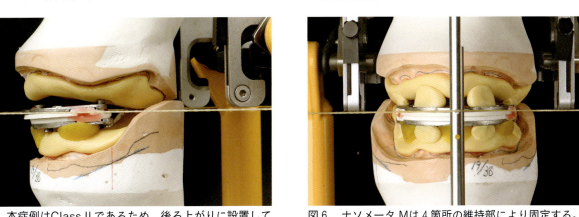

図4　ストラトス咬合器の輪ゴム用ノッチに輪ゴムを設置する。筆者は白いバイトリムの中央ではなく、上顎金属プレートの高さに合うように設置している。
　これにより、上顎の白いバイトリム（厚み2mm）が咬合高径の1/2よりも審美的に見えやすくなる。

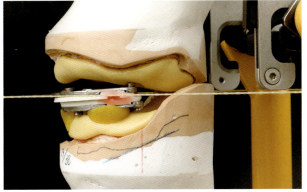

図5　本症例はClass IIであるため、後ろ上がりに設置している。Class I であれば輪ゴムに合わせる。

図6　ナソメータ Mは4箇所の維持部により固定する。粘土などで仮合わせを行い、少量の基礎床用レジンで固定する。

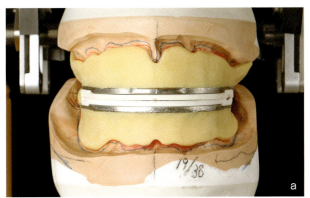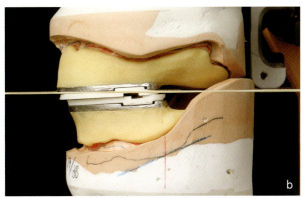

図7a、b　ろう堤法の外形と同様に基礎床用レジンにて形態を整える。

参考文献

1. 阿部二郎，小久保京子，佐藤幸司．4-STEPで完成 下顎吸着義歯とBPSパーフェクトマニュアルー全無歯顎症例に対応ー．東京：クインテッセンス出版，2011．

Part 2 下顎総義歯の吸着を達成するために：ステップで解説

11 ナソメータM付き個人トレーの製作とゴシックアーチ描記のステップ

執筆：山崎史晃

はじめに

　無歯顎者の咬合採得は、有歯顎者と比較して格段に難易度が高い。その理由は、歯の喪失と顎堤吸収にともない、咬合関係の偏位や顎関節の変形が認められ、咀嚼能力が低下していることに加え、歯という不動の基準がある有歯顎者と異なり、軟らかい顎堤粘膜上で可動性の高い咬合床を用いて顎位の検査を行うためである[1]。これらの不確定要素を考慮し、無歯顎症例では1回の検査で咬合採得を完結させるのではなく、複数回の検査を通して咬合関係を慎重に確認することが重要である。本項では、そのための有効な手段としてゴシックアーチ描記法を取り上げる。

ワックスバイトによる咬合採得の課題

　ワックスバイトによる咬合採得では、ワックスの左右の軟化度合いの差や粘膜の沈み込みで、咬合床が沈下することがある。さらに、面と面が接触するワックスリムは患者の噛み癖を誘発し、咬合採得が偏位する可能性があるが、視覚的に確認することが難しい（図1、2）。

咬合採得の左右差

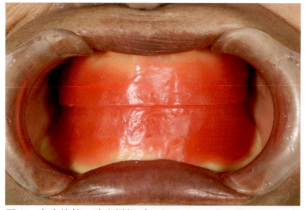

図1　左右均等に咬合採得ができているように見えるワックスバイト。

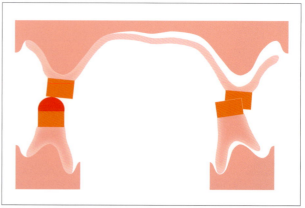

図2　無歯顎の咬合床は、左右の高さが違っても粘膜の沈み込みにより左右均等に咬合採得ができているように見える場合があるが、均等な咬合採得ができていないことが多いため、慎重に何度も確認する必要がある。

咬合採得成功の鍵は、何度も確認すること

　難易度の高い無歯顎症例における咬合採得は、綿密かつ反復的な評価が不可欠である。筆者らは、術前に旧義歯での咬合関係を精査し、術者の誘導位との比較など、臨床の各ステップで顎位の評価を徹底している（図3）。
　完成後に咬合採得のエラーを発見し、調整を重ねるよりも、咬合が正しいか何度も検証することで、患者の負担を最小限に抑えた義歯を目指している。

顎位の反復的な評価

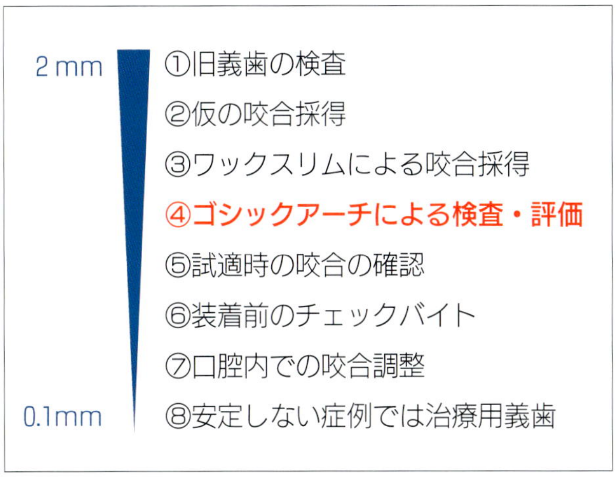

2 mm　①旧義歯の検査
　　　②仮の咬合採得
　　　③ワックスリムによる咬合採得
　　　④ゴシックアーチによる検査・評価
　　　⑤試適時の咬合の確認
　　　⑥装着前のチェックバイト
　　　⑦口腔内での咬合調整
0.1mm　⑧安定しない症例では治療用義歯

図3　総義歯の咬合採得は、一発で決めるのではなく、段階的に確認を行い、最終的に0.1mmの精度を目指す。

客観的な検査・評価が可能なゴシックアーチ描記法

　ゴシックアーチ描記法では、ポッセルトの図形（Posselt figure）〔図4〕と呼ばれる切歯路の任意の高径における水平面の顎運動を視覚的かつ客観的に検査・評価することができる（図5）。

　検査の基準点として、前後・左右の限界運動の軌跡の交点であるアペックス（AP）と患者の習慣性の咬合位であるタッピングポイント（TP）を求め、再構築したい咬頭嵌合位とAP・TPとの相関的位置関係を可視化して確認することによって、術者による手技の技術的誤差を減らすことができる。

ゴシックアーチ描記法

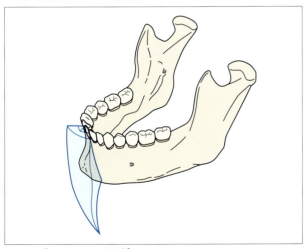

図4　ポッセルトの図形[2]。

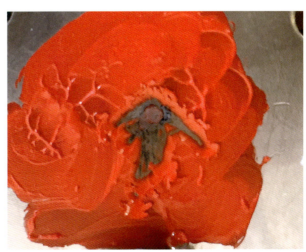

図5　ゴシックアーチ描記によって、患者の限界運動と習慣性咬合位によるタッピングを視覚的に確認することができる。

Part 2　下顎総義歯の吸着を達成するために：ステップで解説

固定式のゴシックアーチ描記装置

　プラスチックプレートをレジンで固定するゴシックアーチ装置は、安価で広く臨床に取り入れられている。さらに、図6のようにろう堤と組み合わせることで、患者の口唇のサポートを調整し、歯科技工士に審美的な情報を伝えることができる。

　しかし、咬合採得後の模型を基に装置を技工所で製作する必要があるため、患者の別途の来院が必要となり、負担が大きくなる。また、ブロックアウトした模型上で製作するため、口腔内の安定性に欠け、正確な検査が難しいという問題もある。

　咬合採得時のゴシックアーチトレーシングには、アクティブ法（図8）とパッシブ法（図6）の2つの方法がある。アクティブ法では、患者がみずから顎を動かし、詳細な咬合関係を記録する。精度が高く、患者固有の咬合運動パターンを得られるが、患者が顎を動かす練習に時間がかかることがある。パッシブ法では、患者の自然な顎運動を記録する。患者にとってストレスが少なく、協力しやすいが、精度はアクティブ法に劣る場合がある。筆者は、基本的にアクティブ法の練習を指導するが、指示どおりに動かすことが難しい場合は、パッシブ法を選択している。

固定式のゴシックアーチ描記装置の例（パッシブ法）

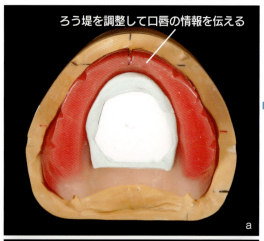

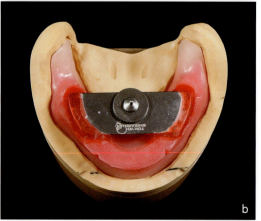

図6a、b　咬合床に固定されたゴシックアーチ描記装置。

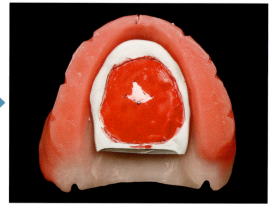

図6c　本症例は患者が術者の指示どおりに顎を動かすことができなかったため、パッシブ法を選択した。なお、プラスチックプレートには専用のインク（図7）を塗布する。

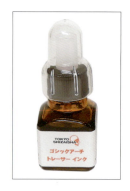

図7　プラスチックプレート専用のインク「ゴシックアーチトレーサーインク」（東京歯材社）。プラスチックプレートは、油性のペンでは描記の印記ができず、水性のペンではプレート上にインクが乗らない。

11. ナソメータM付き個人トレーの製作とゴシックアーチ描記のステップ

固定式のゴシックアーチ描記装置の例(アクティブ法)

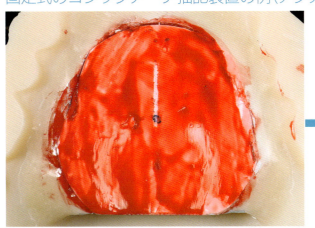

図8a　プラスチックプレートに専用のインク(図7)を塗布し、「前方→後方→タッピング」を2周する。

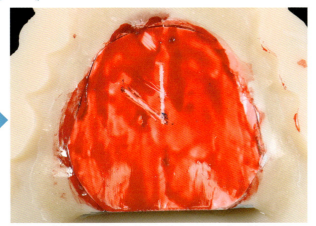

図8b　「右前方→後方→前方→後方→タッピング」を2周。

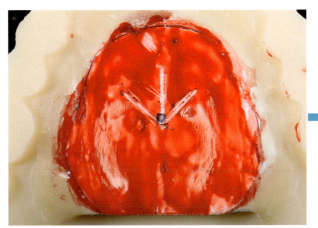

図8c　「左前方→後方→前方→後方→タッピング」を2周。

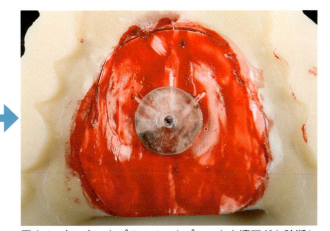

図8d　穴の空いたプラスチックプレートを適正だと診断した顎位に固定して、タッピング運動がスムーズにできるかを確認したのちに、咬合採得用シリコーン印象材にて上下の咬合床を固定する。

固定式の描記装置と着脱可能な描記装置の顎運動範囲の差

　図6、9は同一患者のゴシックアーチを描記したものであるが、印象材付きの描記装置を用いた図9のほうが図6よりも患者の顎運動範囲が大きいことが示唆される。これは、吸着安定性の高い描記装置によって、患者がよりリラックスして顎運動を行えたためと考えられる。

71

Part 2 下顎総義歯の吸着を達成するために：ステップで解説

着脱可能なゴシックアーチ描記装置ナソメータ Mと個人トレー製作

ナソメータ M(Ivoclar Vivadent)といった着脱可能なゴシックアーチ描記装置(図9)を用いることによって、印象採得とゴシックアーチ描記を1回の来院で同時に行うことが可能になるため、患者の来院回数を減らすことができる。さらに、印象体が付いた咬合床を用いることにより、口腔内における安定性が高くなり、正確な検査ができる。

閉口印象時には白いプラスチックプレートを使用し、ゴシックアーチ描記では金属のゴシックアーチトレーサーに付け替えて行う。また、装置が金属製のため、プレートを加熱することでインクの塗布が簡便で、さらに描記針の摩擦も少ないため顎運動もスムーズに鮮明な描記が可能となる。

着脱可能なゴシックアーチ描記装置の例（ナソメータ M）

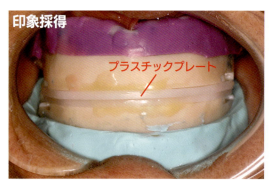

印象採得時：プラスチックのプレートを装着することにより咬座印象が可能。

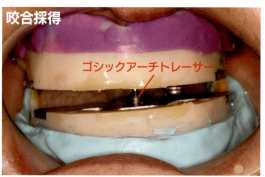

咬合採得時：プラスチックプレートを外してゴシックアーチトレーサーを装着。

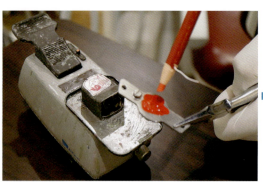

金属製のプレートをバーナーで加熱して、インクを塗布する。

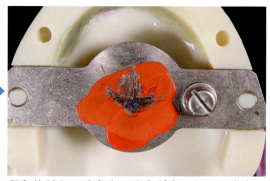

印象体付きの咬合床の適合が良いため、患者はリラックスして大きく運動することができる。

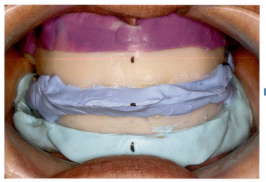

ゴシックアーチの描記結果に基づき、上下の咬合床を咬合採得用シリコーン印象材で固定する。

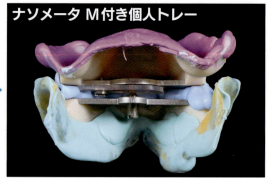

咬合採得後には、後方からハミュラーノッチとレトロモラーパッドの関係を確認する。

図9 着脱可能なゴシックアーチ描記装置ナソメータ M(Ivoclar Vivadent)と個人トレーの製作。

ゴシックアーチ描記の限界

　総義歯の咬合採得において、ゴシックアーチ描記のみで適切な顎位の決定ができるわけではない（図10）。APとTPが一致していれば顎位の信頼性は高いが、一致している症例はわずか11％ほどと報告されている[3]。さらに、描記時の患者の動作が不正確な場合や、器具の装着が正確でない場合は描記結果が歪む可能性がある。また、患者の協力度が低い場合や筋肉・関節の状態が変動した場合も描記に影響する。

　技術者の熟練度によっても結果が異なるため、ゴシックアーチ描記は補助的な手段として利用し、他の診断手法と組み合わせることが総義歯の正確な咬合採得に不可欠である。

ゴシックアーチのさまざまな描記結果

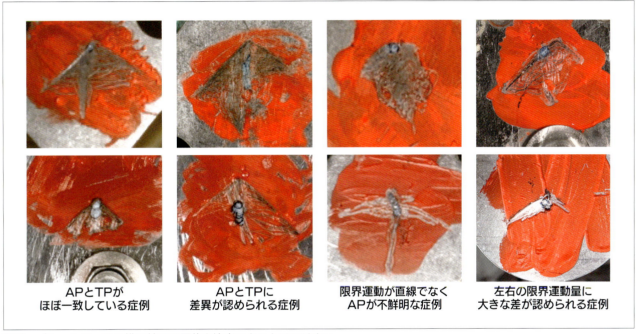

図10　ゴシックアーチの描記結果で顎位を決定できるわけではない。

治療用義歯による顎位の安定

　各手技によっても適切な咬頭嵌合位の決定が難しい症例では、治療用義歯を製作して確認を行う。治療用義歯で咬頭嵌合位が安定すれば問題ないが（図11）、顎位が安定しない二態咬合（デュアルバイト）の症例では、咬合器上で調整後、口腔内でスムーズな動きを実現する必要がある（図12〜14）。

治療用義歯装着前と装着3週間後の比較

図11a、b　治療用義歯装着前（a）と装着3週間後（b）のゴシックアーチ描記結果。治療用義歯のトレーニング結果としてTPとAPの位置が近似している。

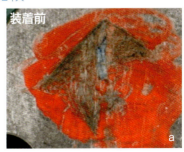
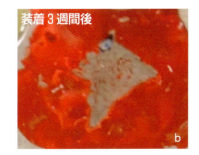

Part 2 下顎総義歯の吸着を達成するために：ステップで解説

前後の二態咬合が収束しなかった症例：ゴシックアーチ描記～人工歯置換

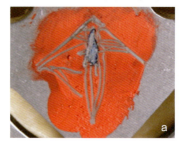
a

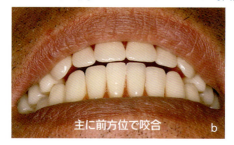
主に前方位で咬合 b

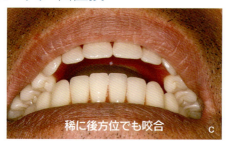
稀に後方位でも咬合 c

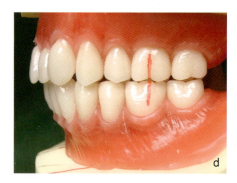
d

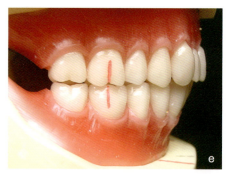
e

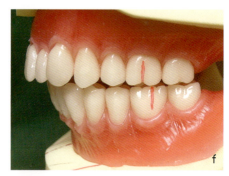
f

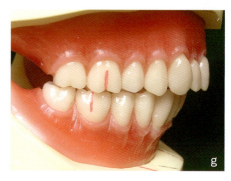
g

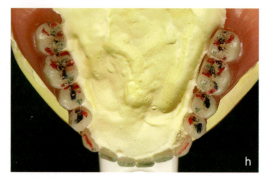
h

図12a～h　TPとAPに差異が認められ(a)、どちらが咬頭嵌合位か決定に苦慮した症例。試適時にも、主にbの前方位で咬合していたが、稀にcの後方位でも咬合することが認められた。そこで、両顎位でチェックバイトを採取し(d～g)、咬合器上で両顎位間でのスムーズな運動を可能にするために咬合調整を行った(h)。

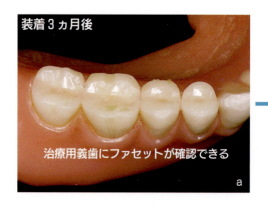
装着3ヵ月後
治療用義歯にファセットが確認できる
a

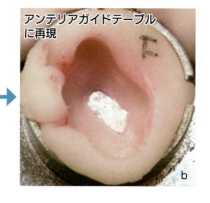
アンテリアガイドテーブルに再現
b

図13a、b　治療用義歯でさらに咬合調整を繰り返し、3ヵ月後には人工歯の咬合面が摩耗してファセット（中心位〔CR〕と中心咬合位〔CO〕の軌跡）が認められる。このファセットを咬合器のガイドピンを誘導するアンテリアガイドテーブルに再現して、人工歯の置換を行った。

11. ナソメータM付き個人トレーの製作とゴシックアーチ描記のステップ

前後の二態咬合が収束しなかった症例：人工歯置換5年後

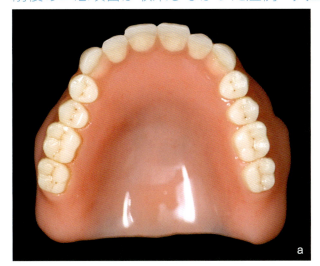
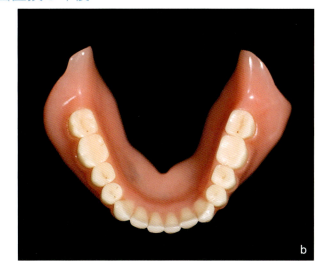
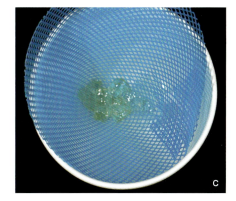

図14a〜c　人工歯置換5年後のリライン時の義歯(a、b)。前後にスムーズに滑走できるため、咀嚼能力検査用グミゼリー(グルコラム、ジーシー)も良好に噛み砕くことができている(c)。

まとめ

　無歯顎者の咬合採得は、難易度が高いだけでなく、義歯の吸着・安定や患者満足に大きく影響を与えるため、慎重かつ丁寧に進めることが求められる。ゴシックアーチ描記法は、咬合関係の可視化による客観的な咬合情報を得ることができ、無歯顎症例の咬合採得において有用な手段の一つである。

参考文献

1. 山崎史晃．ゴシックアーチ(Go-A)．In：佐藤勝史(編著)．Suction Denture パーフェクトガイド．東京：デンタルダイヤモンド社，2018：98-107．
2. Posselt U. Studies in the mobility of the human mandible. Acta Odontol Scand. 1952；10：1-150．
3. 道振義貴．総義歯製作におけるゴシックアーチ描記図の分析．日補綴会誌．2020；12(2)：158-67．

Part 2　下顎総義歯の吸着を達成するために：ステップで解説

12 ろう堤法とナソメータ Mを用いた手法の比較

執筆：須藤哲也

はじめに

ここまでPart 2では、従来のろう堤法とともに、BPSシステム（Ivoclar Vivadent）によるナソメータ Mを用いる手法も紹介してきた（Part 2-1のフローチャート参照）。ナソメータ Mは閉口機能印象とゴシックアーチ描記を同時に行うことが可能な優れた装置であるものの、ろう堤法とナソメータ Mを比較したとき、それぞれの手法にメリットとデメリットがあることも知っておく必要がある。

そこで本項では、ろう堤法とナソメータ Mを用いた手法を比較した場合のメリットとデメリットを整理していきたい。

ろう堤法が優れている点

ろう堤法では、閉口機能印象時に患者固有のカンペル平面や審美的なリップラインなど、ワックスによる調整を行うことができる。これにより、印象圧を垂直かつ適切に与えることができる。また、ろう堤が修正されていることから、カンペル平面に水平にゴシックアーチ描記装置を製作することができる。

一方で、ナソメータ Mでは、下顎を咬合器の中央にマウントするため、症例によっては上顎骨に対して平行でなく、カンペル平面と差異が生じる可能性がある（図1）。カンペル平面と合わない場合には、印象圧が低い方にズレる。また、ゴシックアーチ描記時にも正確に描くことができず、タッピングも滑ってしまう。これを改善するには、セントリックトレーによる仮の咬合採得時に工夫が必要である。これは、後述するシリコーンパテやフェイスボウを用いる方法で改善可能である。

また、審美的にもナソメータ Mは基礎床レジンで固定されているため、位置を移動することができない。Part 2-10でも述べたが、白いバイトリムの前歯部幅は5mmである。切歯乳頭中央から5mmでの設置はろう堤法からするとアンダーではあるが、削ることができないため、印象材やワックスなどで改善する（図2）。

ナソメータ Mを用いる場合に起こり得る問題点

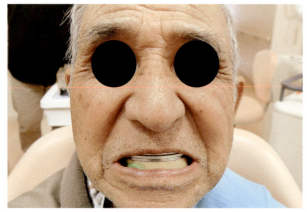

図1　ナソメータ Mが左上がりであり、上顎が見えにくい。カンペル平面とナソメータ Mがズレており、適切な印象圧を得ることができない、ゴシックアーチ描記やタッピングが滑るなどの問題があるが修正できない。

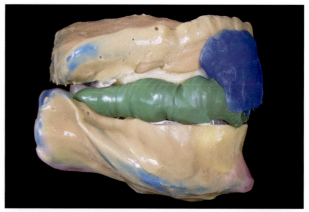

図2　ナソメータ Mは削ることができないため、前歯部はアンダーに製作し、審美の改善は印象材やワックスにて行う（本症例ではソフトプレートワックス〔ジーシー〕を使用）。

12. ろう堤法とナソメータ Mを用いた手法の比較

1）ナソメータ Mとカンペル平面のズレに対するシリコーンパテによる改善方法

まず、顔貌の正面観に対して、シリコーンパテにて正中・水平面（口角に合わせる）をセメントスパチュラでセントリックトレーの柄部分に印記する。顔貌に対して合わせるよりも直線で印記することが重要である。顔貌に対するズレは顔貌写真から判断して修正を行う（図3）。

次に、側貌面観からカンペル平面に合わせるため、シリコーンパテを四角い面に整える。耳珠が見えるように写真撮影を行い、側方においてもズレは写真で判断して修正を行う（図4）。

その後、ホリゾンタルガイドにて下顎模型をマウントする際に、それぞれの顔貌写真から判断してのズレの修正を行うことで、患者固有のカンペル平面にナソメータ Mを設置することができる（図5）。

ナソメータ Mとカンペル平面のズレに対するシリコーンパテでの改善方法

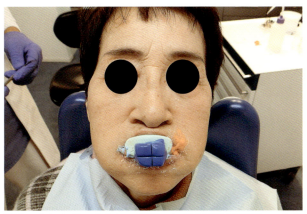

図3 セントリックトレーを用いた仮の咬合採得時に、シリコーンパテにて正中・水平面（口角に合わせる）をセメントスパチュラで印記。顔貌に対するズレは顔貌写真から判断して修正を行う。

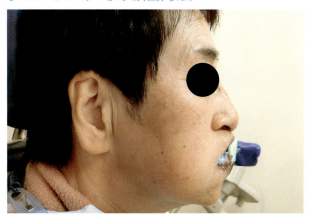

図4 側貌を合わせるために、シリコーンパテを四角い面に整える。この状態で耳珠が見えるように写真撮影を行い、顔貌写真から判断してズレの修正を行う。

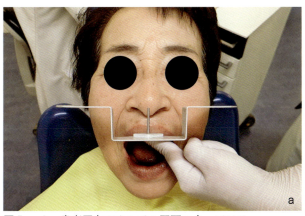
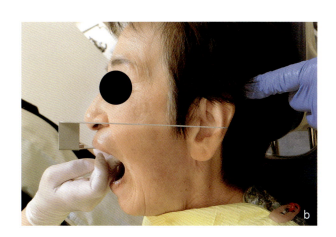

図5a、b 患者固有のカンペル平面に合っている。

Part 2 下顎総義歯の吸着を達成するために：ステップで解説

2）ナソメータ Mとカンペル平面のズレに対するフェイスボウによる改善方法

セントリックトレーの柄は、フェイスボウを取り付ける装置になっている。カンペル平面は上顎骨に対しての評価であるため、フェイスボウトランスファーで患者固有のカンペル平面に合わせるのはメリットが大きい（図6）。

この場合、ホリゾンタルガイドは使用せずに上顎模型をフェイスボウトランスファーすることで（図7）、患者固有のカンペル平面にナソメータ Mを設置することができる（図8）。

ナソメータ Mとカンペル平面のズレに対するフェイスボウでの改善方法

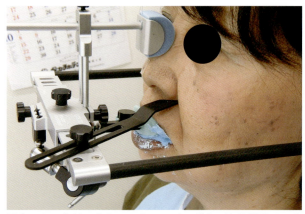

図6　セントリックトレーをフェイスボウに取り付けて、カンペル平面で採得する。

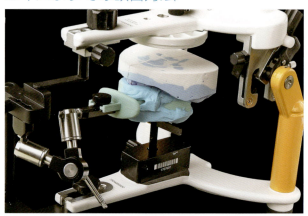

図7　ホリゾンタルガイドは使用せずに、上顎模型をフェイスボウトランスファーする。

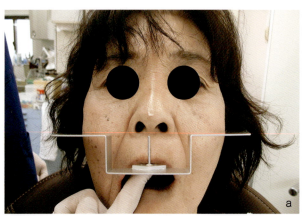
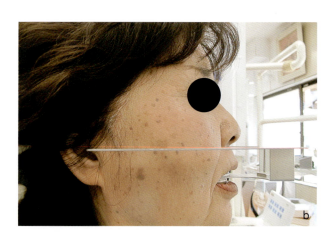

図8a、b　患者固有のカンペル平面に合っている。

ナソメータ Mが優れている点

　前述したように、ろう堤法では患者固有の審美性や咬合平面、カンペル平面などワックスにて簡便に修正することができ、適切な印象圧を与えることができる。しかし、ゴシックアーチ描記時に基礎床をブロックアウトしているため、症例によっては基礎床が口腔内で動き、正確にゴシックアーチが描かれていない可能性がある。

　ナソメータ Mはろう堤を利用しないため、ろう堤調整の煩わしさがなく、アポイントを1回少なくして閉口機能印象とゴシックアーチ描記を同時に行うことができる（図9）。また、ゴシックアーチ描記がもっとも安定する印象の状態で行うため、ゴシックアーチも正確に描かれる。ただし、前述したように、基礎床に固定しているため、設置位置にズレがある場合には審美性・咬合平面・カンペル平面などを修正することができないことから注意が必要である。

ナソメータ Mは閉口機能印象とゴシックアーチ描記を同時に行うことができる

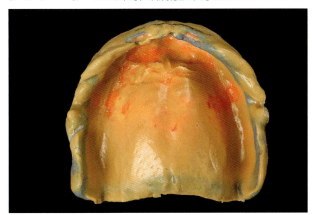

図9a　上顎の閉口機能印象。

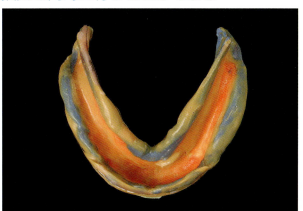

図9b　下顎の閉口機能印象。

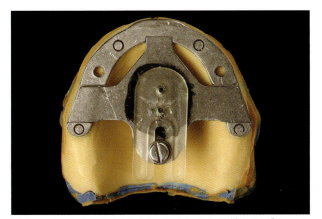

図9c　ナソメータ Mの白いバイトリムを外してゴシックアーチ描記板を装着し、タッピングポイントへ透明なフィキシングプレートの穴で描記針を固定する。

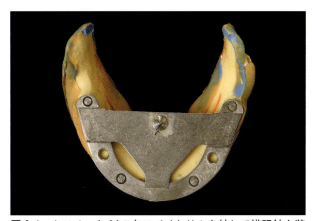

図9d　ナソメータ Mの白いバイトリムを外して描記針を装着し、ゴシックアーチとタッピングポイントを印記する。描記針のネジは1回転で1mm上下するので咬合高径を調整する。

Part 2　下顎総義歯の吸着を達成するために：ステップで解説

13 人工歯排列と歯肉形成

執筆：桑名勇至

はじめに

　下顎総義歯吸着を達成するためには、模型分析を行い、人工歯を適正かつ合理的な位置に排列することが重要である。そのために基準となる設計線を記入する。
　また、歯科医師が精密印象した辺縁および頬粘膜の形態を歯肉形成で忠実に再現する必要がある。
　本項では、人工歯排列と歯肉形成について解説していく。

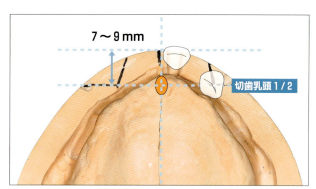

図1　上顎前歯は切歯乳頭を基準とする。

人工歯排列基準

1）上顎前歯の排列基準

　切歯乳頭の中点から7〜9mm外側の位置に中切歯（切縁）を排列する。これにより上唇のリップサポートが得られる。同じく切歯乳頭の中点から、水平に延長した位置に犬歯（尖頭）を排列する（図1）。

2）下顎前歯の排列基準

　基本的に人工歯の基底面を歯槽頂に合わせて排列するが、唇舌側への傾斜は下顎位やデンチャースペースを見て判断する。デンチャースペースについては、シリコーンや石膏によりコアを製作すると確認を行いやすい（図2、3）。下顎中切歯については上顎の正中に合わせて排列し、下顎犬歯は前歯／臼歯の歯槽頂がクロスする位置に排列する（図4）。

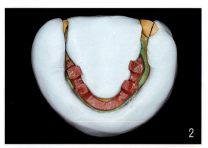
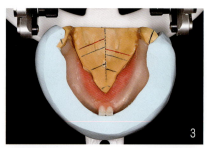

図2　シリコーンで製作する場合はたわまないように厚く製作する。
図3　シリコーンコアを当てて、排列位置がデンチャースペース内にあるかどうかを確認する。

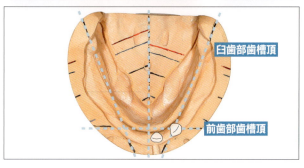

図4　下顎前歯は歯槽頂線を参考にして排列する。

3）臼歯の排列基準

プロフィールコンパス（Candulor，リンカイ）を使用し、顎堤の形態を模型の側面に印記する。

仮想咬合平面に対する顎堤の角度が平行、あるいは緩やかな角度のエリアを咬合安定域とし、傾斜が22.5°以上のスキーゾーンへの排列は、義歯の前方への滑り出しを防ぐために行わない（図5）。

さらに、咬合安定域の中で、カーブの中心に当たる位置に下顎第一大臼歯を排列することで、義歯の安定を図る（図6）。

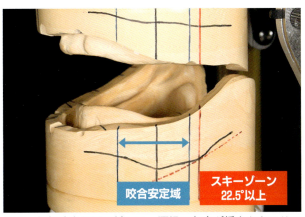

図5　仮想咬合平面に対して、顎堤の角度が緩やかなエリアを咬合安定域とし、スキーゾーンは避ける。

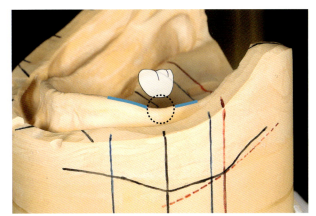

図6　おおよその下顎第一大臼歯の位置を把握し、模型側面に記入しておく。

人工歯排列

1）前歯部排列

オーバーバイトの数値は下顎位によって異なる（図7）。上下顎歯肉唇移行部の長さの1/2＋αの長さが、上顎中切歯の長さと一致するように排列する。
①Class I（2 mm）
②Class II（3～3.5mm）
③Class III（0.5～1 mm）

本症例はClass IIのため、オーバーバイト量は3.5mmで設定するが、すでにろう堤で調整されているため、従来法通り、ろう堤のアーチにしたがって排列を行った。前歯排列の出具合や上顎中切歯の高さはろう堤にしたがうが、矢状的歯軸は切端を下顎前歯部口腔前庭方向に向けて排列する（図8、9）。

前歯部の排列に求められることは主に審美であるが、自然な歯列を表現するためのポイントは上顎の側切歯であると考える。歯軸をやや遠心に傾け、遠心隅角を口蓋側に少し入れ込むことによって、切端側に楔状の空隙ができる。この空隙の角度が徐々に広がるようなイメージで排列することで立体感が生まれ、のっぺりした排列を防ぐことができる。人工歯の形態によっては難しい場合もあるが、そのときは遠心側の切縁を削り、カスタマイズすることも必要である（図10）。

下顎前歯の排列は、上顎の排列に準じて正中を合わせ、デンチャースペース内に収まるように注意を払って作業する（図11）。

図7　上顎中切歯の長さを計測し、顎位によってオーバーバイトの数値を判断する。

図8　本症例はろう堤で高さやアーチを調整されているため、ろう堤に合わせて排列を行った。

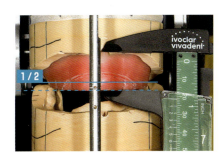
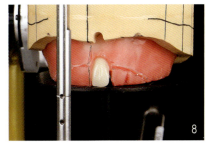

Part 2　下顎総義歯の吸着を達成するために：ステップで解説

前歯部排列のポイント

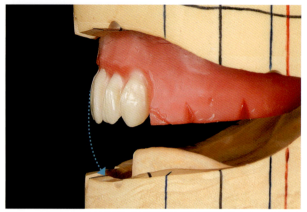

図9　矢状的歯軸は切端を下顎前歯部口腔前庭方向に向けて排列する。

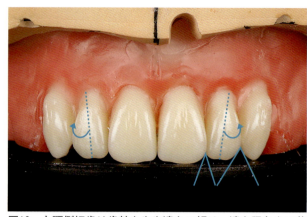

図10　上顎側切歯は歯軸をやや遠心に傾け、遠心隅角を口蓋側に少し入れ込むことによって、切端側に楔状の空隙ができる。この空隙の角度が徐々に広がるようなイメージで排列することで立体感が生まれる。

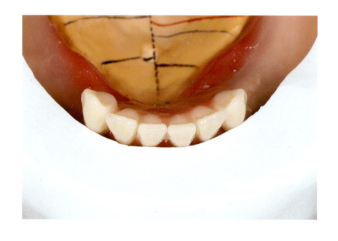

図11　シリコーンコアを当てて、排列位置がデンチャースペース内にあるかどうかを確認する。

2）臼歯部排列

　通法通り行う場合は、ろう堤に合わせて上顎法で排列を行うが、本症例はClass IIのため、カンペル平面よりも後ろ上がり（レトロモラーパッドの上縁に向けて）に咬合平面を設定するため、下顎法で排列を行った。

　スピーの湾曲については、数値を測って排列をする方法もあるが（図12）、より正確な作業を行うためには咬合湾曲板（3Dテンプレート、Ivoclar Vivadent）を使用する。テンプレートの設定は、前方の基準を下顎犬歯の遠心隅角とし、後方はレトロモラーパッドの上縁とした。前方の基準については、Class I・IIIについては下顎犬歯の尖頭とし、オーバーバイト量によって変更する。後方の基準は、Class Iではレトロモラーパッドの1/2〜2/3とし、Class IIIではレトロモラーパッドの下縁とする。これは、下顎骨および咬筋の関係から咬合のバランスを保つために必要な調整である（図13）。

　リンガライズドオクルージョンの場合は、テンプレートに対して舌側咬頭を接触させる。頬側咬頭は第一小臼歯のみをテンプレートに接触させて、後方の3歯は頬側を接触させずに、スペースを空ける（図14）。

　高度顎堤吸収症例に関しては、顎堤の角度に対して垂直になるように、歯軸を近遠心に傾けて排列することも、義歯を安定させるためには必要になってくる。

　また、下顎臼歯部の排列において重要なことは、レトロモラーパッド上で頬と舌が接触し、封鎖が得られるBTCポイントがスムーズに形成されること、舌房を確保するため、また義歯の安定を得るためにパウンドラインを超えず、頬舌側の中央部、いわゆるニュートラルゾーンに排列を行うこと、バランスドオクルージョンを獲得することが挙げられる。

　BTCポイントを形成するためには、舌と頬粘膜が寄り添うスペースが必要なため、レトロモラーパッド付近の

13. 人工歯排列と歯肉形成

臼歯部排列のポイント

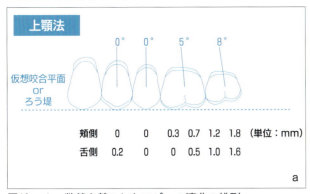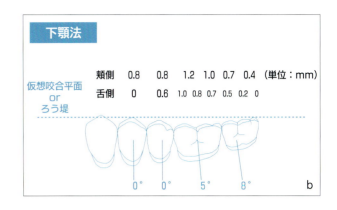

図12a、b　数値を基にしたスピーの湾曲の排列。

図13　3Dテンプレート(Ivoclar Vivadent)を設定する。
図14　テンプレートの前後湾曲に対して、舌側咬頭が当たるように排列する。

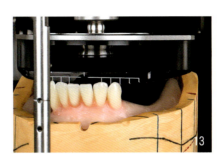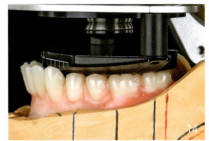

図15　BTCポイントを成立させるためのスペースを確保するため、第二大臼歯の人工歯を小さくカスタマイズした。
図16　頬舌側の中央部、ニュートラルゾーンに人工歯を排列したいので、その都度コアを当てて確認を行う。

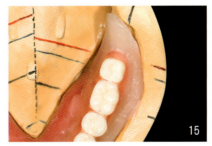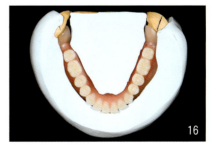

人工歯排列後

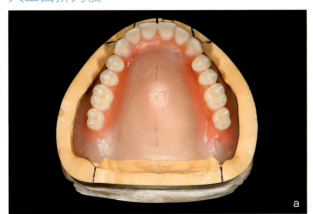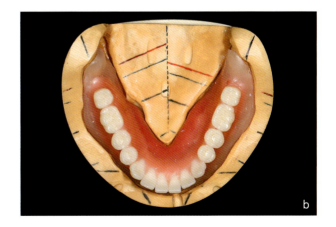

図17a、b　人工歯排列の完了。

スペースが狭い場合は、人工歯の幅径を小さくする（図15）。

また、ニュートラルゾーンを可視化するためにも、デンチャースペースコアを利用しながら排列を行うことで、感覚に頼らない正確な作業を行うことができる（図16）。

Part 2 下顎総義歯の吸着を達成するために：ステップで解説

歯肉形成

歯科医師が精密印象した辺縁および頬粘膜の形態は忠実に再現する必要がある。印象形態を再現するために、先述したシリコーンコアにワックスを流し込むことで、印象体の厚みを再現することができる（図18）。

機能的な義歯床研磨面形態は、義歯の辺縁封鎖に影響を与えるため、下顎総義歯の吸着を達成するためには欠かせない要素である。

以下、5つの部位に分けて解説する（図19）。

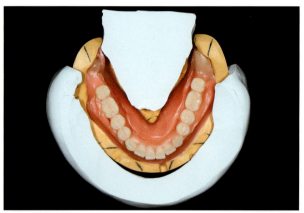

図18 シリコーンコアにワックスを流し込んで、印象体の形態を再現する。

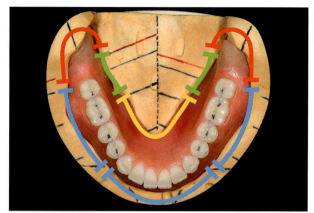

図19 下顎総義歯吸着を達成するために、ポイントとなる5つのエリア。

1）下顎前歯部唇側面

下口唇が下顎4前歯部に接してサポートすることで義歯の離脱力を軽減することができる。そのため、このエリアの形態は少し凹ませる必要がある（図20）。

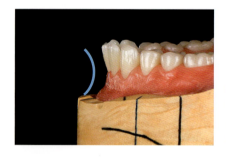

図20 印象の形態を見ながら、下顎4前歯の唇側は凹形態を与える。

2）下顎臼歯部頬側面

このエリアは、顎堤の吸収度合いや筋力の強さによって厚みが異なるが、閉口印象を行った場合は基本的に印象体の厚みをそのまま再現する。再現された辺縁形態から人工歯に向けての歯肉形成は少し凹ませて、頬粘膜が乗るようなイメージで完成させる（図21）。

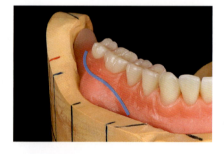

図21 頬小帯の動きを避けながら、頬粘膜が乗りやすいような形態にする。

3）レトロモラーパッド付近

このエリアはBTCポイントを形成するために頬舌側ともに極力薄くする（図22）。

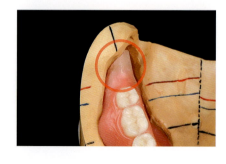

図22 頬粘膜と舌が寄り添うスペースを確保するため、レトロモラーパッド部は可及的に薄く形成する。

4）後顎舌骨筋窩部付近

小臼歯の舌側から後顎舌骨筋窩部に向けて徐々に薄く形成することで舌房を確保し、舌の後退を防ぐとともに義歯の安定を図る（図23）。

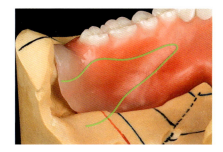

図23 下顎小臼歯舌側付近から後顎舌骨筋窩部にかけて移行的に薄くし、舌房を確保することで、舌の後退も防ぐことができる。

5）舌下部付近

下顎総義歯の吸着を達成するために重要なエリアなので、必ず印象体を再現し、人工歯に向けて舌が乗りやすいイメージで少し凹ませて形成する（図24）。

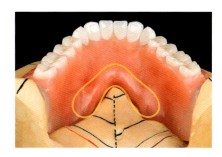

図24 舌下部の厚みは吸着を達成するために重要な要素であるため、印象の厚みを再現し、前歯部人工歯の基底結節部に向けて少し凹ませ、舌が乗りやすいような形態にする。

歯肉形成後

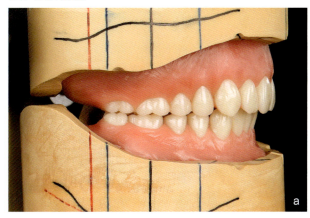
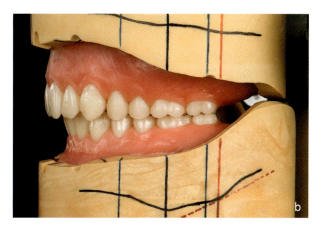
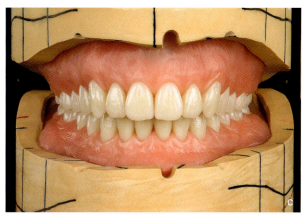

図25a〜c 歯肉形成の完了。

参考文献

1．阿部二郎, 小久保京子, 佐藤幸司. 4-STEPで完成 下顎吸着義歯とBPSパーフェクトマニュアル―全無歯顎症例に対応―. 東京：クインテッセンス出版, 2011.
2．須藤哲也. 総義歯におけるClass II・Class IIIの考え方とその排列手技. QDT. 2022；47(9)：50-80.
3．阿部二郎(監著), 岩城謙二, 須藤哲也, 小久保京子(著). 下顎総義歯吸着テクニック ザ・プロフェッショナル. 東京：クインテッセンス出版, 2017.

Part 2 下顎総義歯の吸着を達成するために：ステップで解説

14 重合・リマウント・完成

執筆：桑名勇至

はじめに

ろう義歯の口腔内での試適後、重合を行う。今回は、イボベースインジェクター（Ivoclar Vivadent）にて重合後（図1）、リマウントを行った。

咬合様式は機能時の動きをできるだけ少なくするため、リンガライズドオクルージョンとし、グループファンクションにて調整を行っている（図2）。

本症例はClass IIであるため、前歯部の接触は上顎前歯口蓋側の床と下顎前歯を接触させているが、前方・側方運動時に滑走させるために人工歯切縁に向けて傾斜を付与している（図3）。

重合

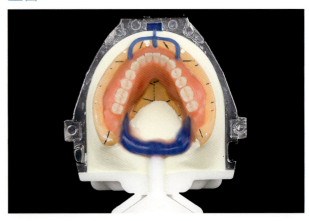

図1　イボベースインジェクター（Ivoclar Vivadent）にて重合を行った。

リマウント～咬合付与

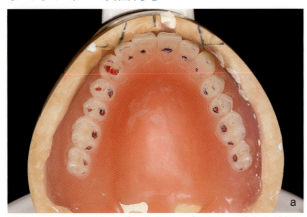
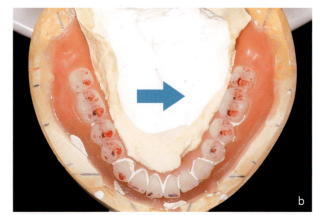

図2a、b　リンガライズドオクルージョンにて咬合を付与し、グループファンクションで側方調整を行う。

14. 重合・リマウント・完成

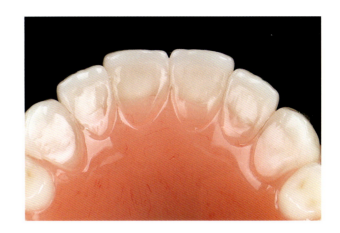

図3 本症例はClass IIのため、前歯部の接触は上顎前歯口蓋側の床と下顎前歯を接触させているが、前方・側方運動時に滑走するように人工歯切縁に向けて滑走面を形成している。

吸着する下顎総義歯の特徴

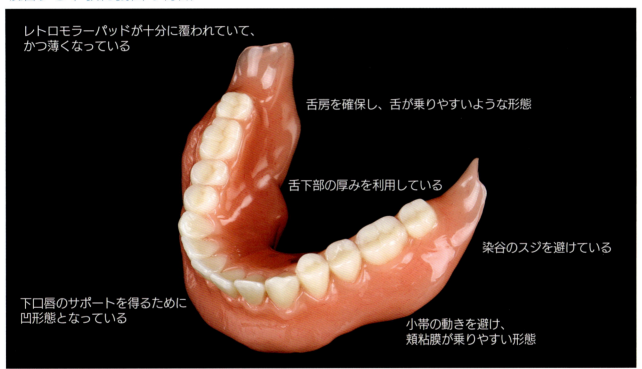

図4 吸着する下顎総義歯の特徴。

完成した上下顎総義歯

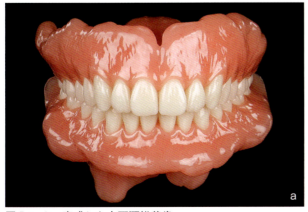
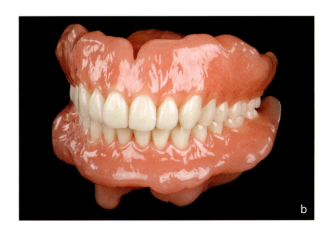

図5a、b 完成した上下顎総義歯。

87

Part 2　下顎総義歯の吸着を達成するために：ステップで解説

完成した下顎総義歯

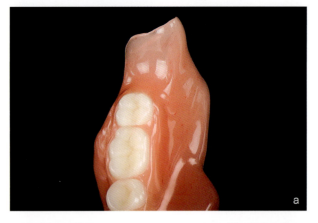
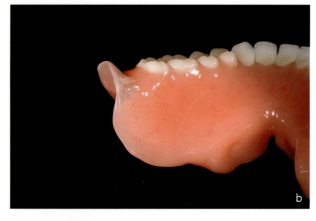
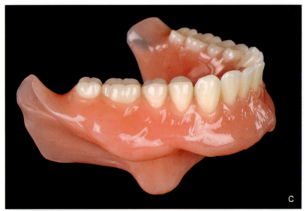
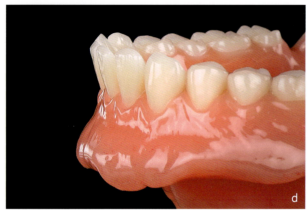
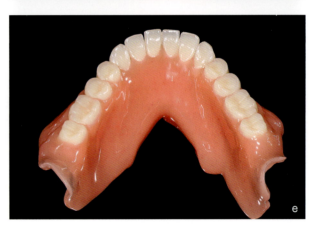

図6a〜e　完成した下顎総義歯。

まとめ

　下顎総義歯の吸着は歯科医師の印象採得だけでは成り立たず、適正な排列や研磨面形態の付与もキーポイントとなる。

　本書を通じ、まずは下顎吸着義歯の基本的な形態を知り、歯科医師と歯科技工士が共通認識で治療を進めるための、初めの一歩として活用していただきたい。

参考文献
1. 阿部二郎, 小久保京子, 佐藤幸司. 4-STEPで完成 下顎吸着義歯とBPSパーフェクトマニュアル―全無歯顎症例に対応―. 東京：クインテッセンス出版, 2011.
2. 須藤哲也. 総義歯におけるClass II・Class IIIの考え方とその排列手技. QDT. 2022；47(9)：50-80.
3. 阿部二郎(監著), 岩城謙二, 須藤哲也, 小久保京子(著). 下顎総義歯吸着テクニック ザ・プロフェッショナル. 東京：クインテッセンス出版, 2017.

Part 3　うまくいかない場合のトラブルシューティング

Part 3 うまくいかない場合のトラブルシューティング

1 吸着印象法で義歯を製作したのに吸着しない……。なぜ!?

執筆：安達隆帆

はじめに

　吸着印象法で下顎総義歯を製作したはずなのに、新義歯が完成し、いざ患者の口腔内に装着したときに吸着しない。その理由と対処法について、本稿では述べていきたい。

そもそも、その症例は吸着可能なのか？

　現状、すべての症例で下顎総義歯を吸着させることは難しいとされている。吸着印象法を用いた場合、伊井は87％の患者で吸着可能[1]、佐藤は90％の患者で吸着可能であると述べている[2]。つまり十数％の割合で吸着が困難な症例が存在すると考えられる。口腔乾燥症やオーラルディスキネジア、認知症によって意思疎通がとれない場合など、そもそも総義歯治療自体が困難な症例もある。
　永田がPart 2-3で述べたように、吸着印象法では解剖学的阻害因子、下顎位に関する阻害因子により難易度の診断が行えるようになっている。印象採得を行う前に、検査診断を行い、自身の知識・手技で吸着させることができるのかを判断することが重要である。
　下顎位に関する阻害因子に対しては、人工歯排列位置への配慮（図1）や治療用義歯の使用（図2）などが必要となり、吸着義歯だけでなく、総義歯治療自体を困難にする因子であると考える。そのため、本稿ではおもに、吸着印象法において特徴的な解剖学的阻害因子に対しての効果的な対応を述べていきたい。

精密印象で吸着しているかどうかが鍵

　吸着印象法を行う場合、精密印象時に印象体が吸着しているかどうかを必ず確認してほしい。なぜなら、精密印象時に吸着があれば、精密印象までは成功していると判断できるからである[3]（図3）。具体的には後述するが、精密印象時には吸着があったが、義歯完成時に吸着がない場合、リラインを行うことで吸着可能になることが多い。逆に、精密印象時に吸着がなかった場合、完成義歯にリラインを行っても吸着するとは考えにくい。

下顎位に関する阻害因子に対しては、人工歯排列への配慮や治療用義歯の使用などが必要

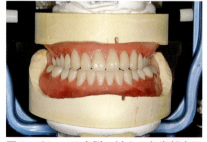
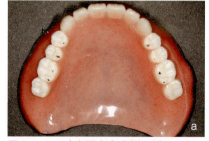
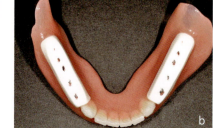

図1　Class III症例に対する臼歯部交叉咬合排列。顎間関係が不良の場合には人工歯排列の位置に苦慮することも多い。

図2a、b　咬合不安定症例に対するフラットテーブルを用いた治療用義歯。

1．吸着印象法で義歯を製作したのに吸着しない……。なぜ！？

精密印象時に印象体が吸着しているかどうかを必ず確認する

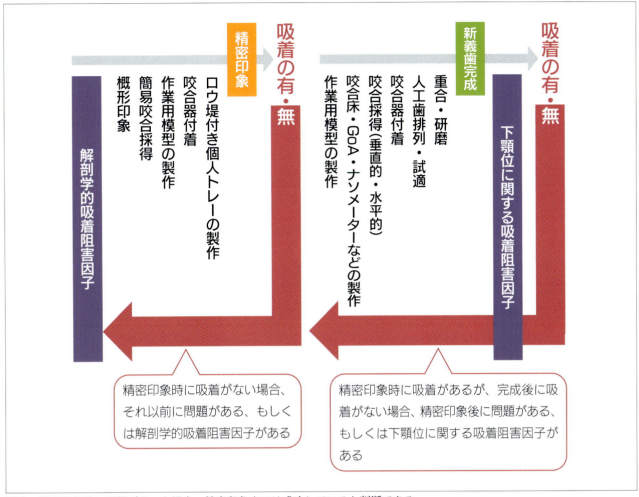

図3　精密印象時に吸着があった場合、精密印象までは成功していると判断できる。

精密印象で吸着がない場合の理由と対処法

　精密印象で吸着が得られていない場合、その理由として大きく分けて以下のことが考えられる。
①概形印象のエラー
②個人トレー外形線の不備
③精密印象のエラー
④解剖学的阻害因子の存在
　①②③についてはPart 2を参考にして忠実に行っていただきたい。
　④の解剖学的阻害因子に対する対応であるが、特に舌下ヒダ部のスポンジ状の組織が不良な場合と、開口時の舌の後退量が多い場合に効果的な対処法がある。Part 2-2で永田が述べたように、下顎義歯の舌側前方では、舌下ヒダ部スポンジ状の組織が義歯床縁に接することにより封鎖が起きる。しかし、舌下ヒダ部のスポンジ状の組織が乏しければ義歯床縁の接触面積が小さくなり、少しの義歯の動きで辺縁漏洩が起き、吸着が難しくなる。また、開口時に舌の後退量が多い場合には、舌が後方に引かれると舌下ヒダ部も後方に引かれることになり、辺縁漏洩が起きる[4]（図4）。この義歯床縁に生じるスペースを埋めるため、精密印象時、個人トレーへのシリコーン印象材による舌側添加を行う。

Part 3　うまくいかない場合のトラブルシューティング

舌側に材料を添加し、開口時の舌下ヒダ部の状態を印記する

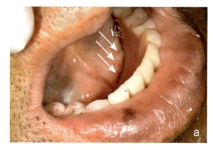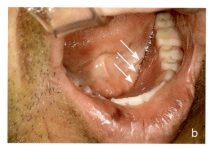

図4a　軽い開口状態：舌下ヒダ部が義歯舌側外面に乗り上げて封鎖が起きている。
図4b　大きく開口した状態：舌が後方に引かれるのと同時に舌下ヒダ部も下がり、義歯と粘膜の間に隙間が見える。この部分を封鎖するには舌側に材料を添加し、開口状態の舌下ヒダ部の状態を印記する必要がある。

パテタイプの方がヘビーボディタイプのものより床延長の量が多い

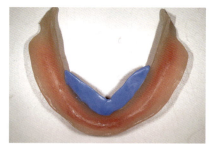 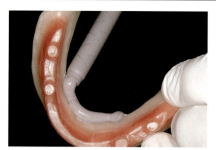

舌側添加（床延長）の量

パテタイプのシリコーンは、舌下ヒダ部との接触面積を増やすように板状に添加する

ヘビーボディタイプのシリコーンは通常の辺縁形成と同じ量添加する

図5　筆者は、術前検査で明らかに舌下ヒダ部のスポンジ状の組織が乏しく、舌の後退量が大きい場合にはパテタイプを使用し、検査でどちらも中程度であった場合や、診断がつきにくいときにはヘビーボディタイプを使用している。

舌側添加による精密印象アドバンステクニック

舌側添加には、印象採得前の個人トレーにシリコーン印象材のパテタイプを用いる方法や、一次印象の後にシリコーン印象材のヘビーボディタイプを用いる方法などがある。どちらの方法においても共通するのは、シリコーン印象材を個人トレー舌側外面に置き、嚥下・開口の運動を何回か行ってもらい、印象材の硬化が始まるまでは開口状態を保持することである。その後に通常の閉口機能印象を行うことで、舌下ヒダ部の辺縁封鎖を強化することができる。

吸着印象法の大きなポイントは閉口印象であるが、この舌側添加のアドバンステクニックは、開口時の舌の後退にともなった舌下ヒダの状態を印象採得するため、開口状態で印象材の硬化を待つ必要がある。

筆者は術前検査で明らかに舌下ヒダ部のスポンジ状の組織が乏しく、舌の後退量が大きい場合にはパテタイプを使用し、検査でどちらも中程度であった場合や、診断がつきにくい場合には、ヘビーボディタイプを使用している。この理由は、パテタイプの方がヘビーボディタイプのものより床延長の量が多いためである（図5）。パテタイプを使用する場合は個人トレーに舌側添加し、その後通法の閉口機能印象を行う（図6a）。ヘビーボディタイプを使用する場合は、まずは通法の吸着印象法で一次印象採得を行い、精密印象体を押して吸着がない場合には、精密印象体への舌側添加を行っている（図6b）。これは義歯を引いて吸着がない場合、レトロモラーパッド部後縁からの封鎖漏れ、もしくは顎堤と義歯床との低密着が疑われ、押しても吸着がない場合、舌下ヒダ部からの封鎖漏れが疑われるためである[5]。

1．吸着印象法で義歯を製作したのに吸着しない……。なぜ！？

パテタイプによる舌側添加

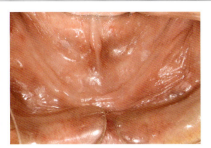
舌下ヒダ部：不良
舌の後退量：大

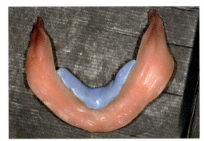
個人トレーへのシリコーン印象材パテタイプ（エクザファイン、ジーシー）による舌側添加（嚥下・開口保持）

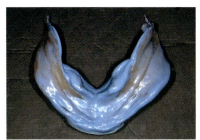
ソフトライナー（ジーシー）による一次印象採得後、エクザデンチャー（ジーシー）による二次印象採得（ともに閉口機能印象）

a

ヘビーボディタイプによる舌側添加

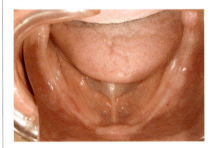
舌下ヒダ部：中程度
舌の後退量：中程度

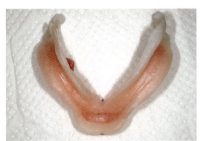
閉口機能印象で一次印象（ソフトライナー）を行ったが、押しても吸着がない

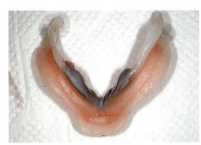
ヘビーボディタイプ（エクザデンチャーボーダー、ジーシー）による舌側添加（嚥下・開口保持）

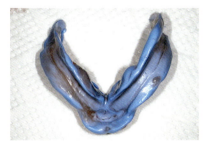
インジェクションタイプ（エクザデンチャー）で閉口機能印象

b

図6a、b 筆者は精密印象採得について、一次印象採得はコシの強いティッシュコンディショナー材（ソフトライナー）で、二次印象採得をシリコーン印象材インジェクションタイプ（エクザデンチャー）で行っている。

精密印象では吸着しているが、義歯完成時に吸着が得られない理由と対処

　吸着印象法において、精密印象時に印象体の吸着が得られれば、ここまでのステップは問題ない。印象採得は上手くいったといえる。もしそれでも完成義歯が吸着しなかった場合には、大きく次の原因が考えられる。
①咬合採得のエラー
②下顎位に関する接着阻害因子の存在
③レジンの重合収縮による義歯の変形
である。①②についてはPart 2を参考にしていただき、ここでは③について述べていきたい。
　通常、義歯製作時は石膏の膨張率とレジンの収縮率が釣り合うように調整し、また、重合収縮の少ない重合方法・材料を選択することで、できるだけ完成義歯の変形量を少なくしている。

Part 3　うまくいかない場合のトラブルシューティング

義歯床のレジンの体積は大きくなると重合収縮量も大きくなる

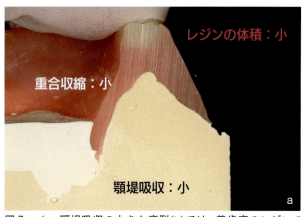
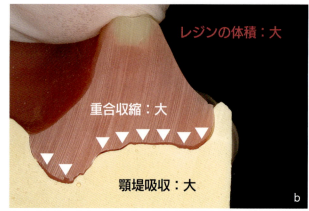

図7a、b　顎堤吸収の大きな症例(b)では、義歯床のレジンの体積が大きくなり、それにともない重合収縮量も大きくなる(使用材料：アクロン〔ジーシー〕、重合方式：加熱重合〔JIS規格〕。本図は参考文献6より引用改変)。

フィットチェッカーONEを用いた口腔内での適合確認

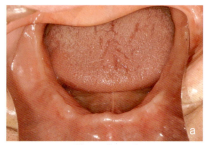
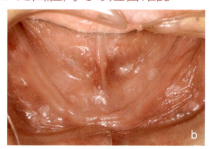

顎堤吸収：小　　　　　　顎堤吸収：大

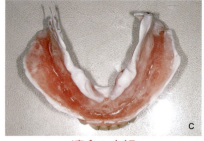
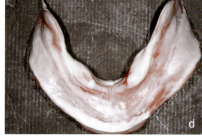

適合：良好　　　　　　適合：不良

図8a〜d　いずれの写真も、義歯完成時に義歯床粘膜面の適合検査を行った状態である。顎堤吸収が大きいと口腔内での適合も悪くなる。

　しかし、顎堤吸収の大きな症例では、義歯床のレジンの体積は大きくなり、それにともない重合収縮量も大きくなる[6]（図7）。

　重合収縮により義歯が変形すれば、義歯は顎堤に密着しなくなり、辺縁封鎖も崩れてしまう。シリコーンタイプの適合試験材（フィットチェッカーONE〔ジーシー〕）を使用して、口腔内で適合を確認すると、顎堤吸収が大きいと適合が悪いことが分かる（図8）。

　また、適合試験材を貼付した状態で吸着があれば、レジンの重合収縮による変形を補うことで吸着が得られることが確認できる。変形を補う方法として、義歯床粘膜面の1層だけを新しい義歯床用材料に置き換える方法、つまりリラインが用いられる。

リラインの種類：直接法と間接法

　リラインには直接法と間接法がある。直接法はチェアサイドにて義歯にリライン材を貼付し、口腔内に挿入して機能運動を行い、硬化を待つ方法である。間接法はティッシュコンディショナーによるダイナミック印象や、シリコーン印象材での機能印象採得後、印象材をラボサイドでレジンに置換する方法である。どちらにもそ

1．吸着印象法で義歯を製作したのに吸着しない……。なぜ！？

リラインには直接法と間接法がある

直接法

利点
- 義歯を預からなくてよい

欠点
- リライン材の厚みが一定にならない
- 唾液により接着力が低下する
- レジンによる刺激がある

間接法

利点
- リライン材の厚みをコントロールできる
- 唾液の接触がないため、レジン床とリライン材の接着が強固である
- レジンによる口腔内への刺激がない
- 疼痛がないことを確認後にレジンに置き換えることが可能（ダイナミック印象を行う場合）

欠点
- 義歯を預かる必要がある
- 技工作業に時間がかかる

図9　直接法と間接法には、それぞれ利点・欠点がある。

直接法で貼付したリライン材の剥がれ

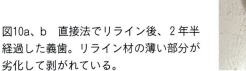
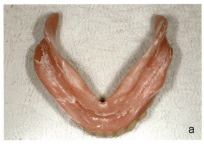
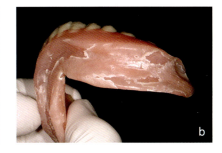

図10a、b　直接法でリライン後、2年半経過した義歯。リライン材の薄い部分が劣化して剥がれている。

れぞれ利点・欠点がある[7]（図9）。また、直接法・間接法ともに咬合高径が挙上される可能性があるため注意が必要である。

　直接法では厚みが一定にならず、レジン硬化時に唾液の浸入もあるため、短期間でリライン面と義歯床が剥がれてしまう（図10）。そして、剥がれた部分には汚れが溜まり細菌の温床となってしまう。

　間接法ではリライン部を一定の厚みにでき、口腔外で硬化させるため劣化しにくい。また製作の過程で、ティッシュコンディショナーによるダイナミック印象を行う場合、適合性の向上、または疼痛などの問題がないことを確認して材料を置き換えられるので予後の予測がつきやすい。

　以上の理由から、筆者は義歯を預かることができない場合には直接法を選択するが、義歯を預かることが可能であれば、できるだけ間接法を選択するようにしている。間接法で印象材をレジンに置き換える方法としては、リライニングジグを用いる方法、重合フラスコを用いる方法がある。図11に当院で行っている具体的な方法（フラスコ法）を提示する。

95

Part 3　うまくいかない場合のトラブルシューティング

重合フラスコを用いた間接法によるリライン

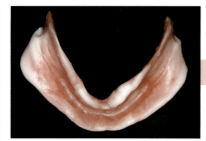

ティッシュコンディショナーによる
ダイナミック印象

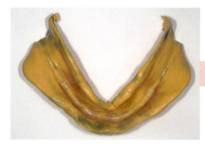

シリコーン印象材による機能印象

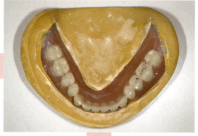

義歯粘膜面に石膏を流し、作業用模型を製作する

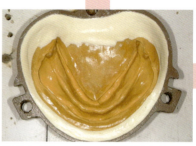

義歯を外しフラスコに埋没させる

図11　フラスコ法によるリラインの流れ。

デジタル総義歯の有用性

　レジンの重合収縮は、アナログで義歯を製作するうえで、どうしても避けられない問題である。そこで、完成義歯の変形量が非常に少ない３Ｄプリンターや、変形がほぼないミリングマシンを用いて印象体の形態を忠実に再現できるデジタル総義歯製作は、非常に有用性が高いと考えられる。

　特に、精密印象で吸着の成否が分かる吸着印象法との相性は非常に良好であると考える。詳しくは、Part 4の飯田による解説をご覧いただきたい。

1．吸着印象法で義歯を製作したのに吸着しない……。なぜ！？

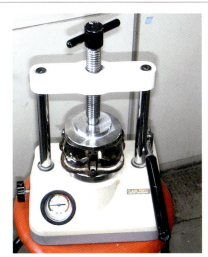

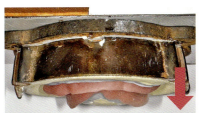

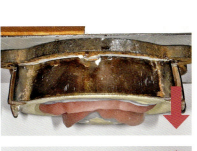

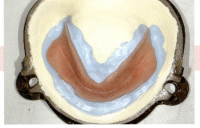

リライン材の厚み分の粘膜面を削合した義歯を、石膏模型と反対側のフラスコに埋没させる

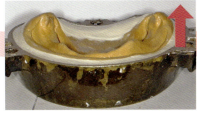

リライン材を義歯床粘膜面に填入し、上下のフラスコを合わせる

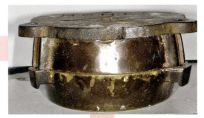

フラスコが浮き上がらないように圧力をかけて重合する

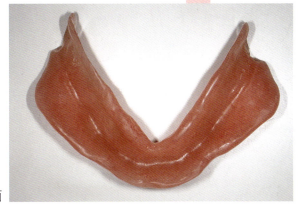

印象材がリライン材に置換された義歯粘膜面

参考文献

1. 伊井博樹．下顎総義歯の吸着の阻害要因に関する後ろ向き研究．咬み合わせの科学．2016；36(3)：184-91．
2. 佐藤勝史．This is Suction Denture! 東京：デンタルダイヤモンド社，2017：9．
3. 大滝絵梨花．誰にでも同じように採れる精密印象採得の基準とその評価．日本歯科評論．2021；81(5)：38-9．
4. 阿部二郎(監著)，岩城謙二，須藤哲也，小久保京子(著)．下顎総義歯吸着テクニック ザ・プロフェッショナル．東京：クインテッセンス出版，2017：112-3．
5. 佐藤勝史．Ultimate Suction Denture! 東京：デンタルダイヤモンド社，2024：45-92．
6. 安達隆帆．下顎総義歯吸着印象法を用いた無歯顎難症例への対応．デンタルダイヤモンド．2022；47(1)：100-8．
7. 日本補綴歯科学会ガイドライン作成委員会．リラインとリベースのガイドライン2007．日本補綴歯科学会．https://www.hotetsu.com/s/doc/reline_rebase_guideline.pdf(2024年7月8日アクセス)：5．

デジタルデンチャー製作システムの新しいソリューション

Ivotion®

Ivotion イボーションは、
CAD デザイン後、全部床義歯の製作を
One milling process
だけで完成まで仕上げることができます。

Ivotion® 詳しくはこちら
https://www.ivoclar.com/ja_jp/products/digital-processes/ivotion

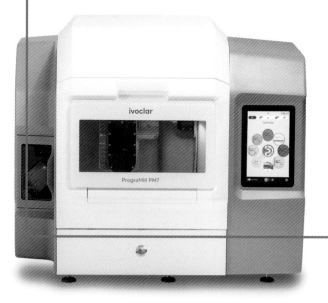

Programill® PM7

プログラミル PM7 を使用することで、
デジタルデンチャーを正確かつスピーディに
製作することが可能です。

一般的名称：歯科技工室設置型コンピュータ支援設計・製造ユニット / 販売名：プログラミル PM7 / 届出番号：13B1X10049IVEPM7 / 一般医療機器
一般的名称：歯科切削加工用レジン材料 / 販売名：Ivotion イボーション / 認証番号：303AGBZX00014000 / 管理医療機器

製造販売元
Ivoclar Vivadent 株式会社　〒113-0033　東京都文京区本郷 1 丁目 28 番 24 号
TEL：03-6801-1301　FAX：03-5844-3657
ivoclar.com

ivoclar

Part 4　デジタルデンチャーに向けた展望

Part 4 デジタルデンチャーに向けた展望

1 デジタル技術の活用

執筆：飯田雄太

はじめに

　精密な印象採得、咬合採得を行った後に、これを可能な限り変形させずに最終義歯を製作するため、歯科技工士は多大なる努力をしてくれている。そもそも、義歯床に用いられるPMMAはモノマーからポリマーへ重合する際に、体積収縮率は21%とかなり大きい[1]。重合精度を上げるために、石膏の工夫、床用レジンの工夫、重合方法の工夫など多くの工夫を重ねて精密重合を行っている。

　近年はデジタル技術が発展し、3Dプリンターやミリングマシンなどによる総義歯製作が可能となってきた。このデジタルデンチャーの精度は、従来法と比較しても引けを取らない、もしくは精度が高いというシステマティックレビューも報告されている[2]。

　本稿では筆者の義歯製作におけるデジタル技術の活用法を示す。

デジタルデンチャーの治療ステップ

　筆者が行っているデジタルデンチャーの治療ステップを図1に示す。ここで特に注意すべきなのはスキャニングである。印象体のような平坦で大きなものをスキャンする場合、口腔内スキャナー（intraoral scanner、以下IOS）よりも口腔外スキャナー（ラボスキャナー、extraoral scanner、以下EOS）のほうが精度が高い[3-5]。そのため、最終義歯製作にはEOSを用いるべきである（図2）。

筆者が行っているデジタルデンチャーの治療ステップ

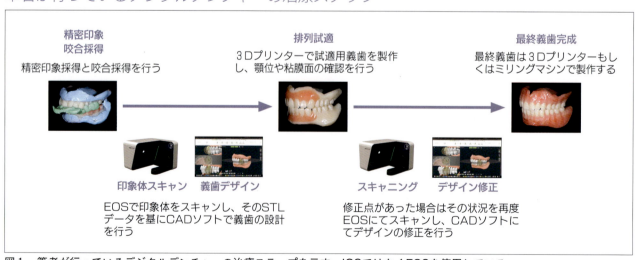

図1　筆者が行っているデジタルデンチャーの治療ステップを示す。IOSではなくEOSを使用している。

1. デジタル技術の活用

図2　IOSとEOSではカメラのスキャンサイズが違う。どちらも多くの写真を重ね合わせて3D画像を構築していくが、EOSのほうが大きなスキャンサイズであり、印象体のような平坦なものも精度よく画像を構築することができる。

IOSとEOSの精度の違い

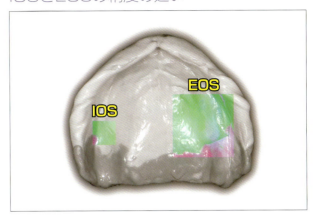

デジタルデンチャーのメリット

デジタルデンチャーのメリットを図3に示し、以下に解説していく。

1）印象材・石膏・ワックス・床用レジンなどの変形がない

前述したとおり、3Dプリンターやミリングマシンを使用すれば、重合収縮のおそれがなく高精度での総義歯製作が可能である。また、従来法では歯科技工所までの距離がある場合は印象体を送付しなければならなかったが、デジタルデンチャーではEOSによりスキャンをすることにより、印象体の経時的な変形や配送時の変形などの可能性がなくなり、より高い精度が保証される。

デジタルデンチャーの4つのメリット

1）印象材・石膏・ワックス・床用レジンなどの変形がない
2）人工歯排列が簡単で、試適後の排列修正が容易にできる
3）排列試適の際、デジタルデンチャーにしかできないアドバンテージが多い
4）同じ義歯をいくつも製作することができる

図3　デジタルデンチャーの4つのメリットを示す。

2）人工歯排列が簡単で、試適後の排列修正が容易にできる

人工歯排列が従来法に比較して簡単で、慣れは必要だが効率よく作業を進めることができる。また、正中や咬合平面の変更は人工歯全体を選択して移動させればよいため、試適後の排列修正が容易である（図4）。

デジタルデンチャーのメリット：人工歯排列の修正が容易

図4a、b　正中を移動させる場合、従来法では人工歯全体の排列を1歯ずつ動かして修正する必要があった。しかし、CADソフトを用いることで正中や咬合平面の変更などを瞬時に行うことができる。

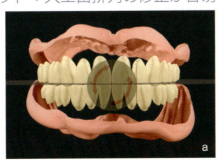 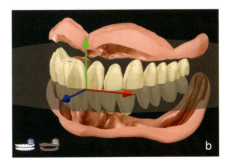

101

Part 4 デジタルデンチャーに向けた展望

3）排列試適の際、デジタルデンチャーにしかできないアドバンテージが多い

この排列試適における優位性がデジタルデンチャー最大のメリットだと筆者は考えている。

（1）複数パターンの試適用義歯を簡便に製作できる

人工歯排列を複数パターンで同時に試したいという場合にも容易に対応できる。排列データをいくつか作成して3Dプリンターで造形することにより、簡便に複数の試適用義歯を製作することが可能である（図5～7）。

デジタルデンチャーのメリット：複数パターンの試適用義歯製作が容易

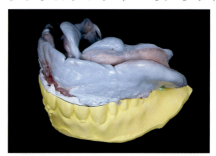

図5　下顎のみ総義歯製作を行ったケース。

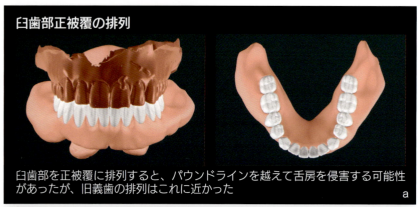

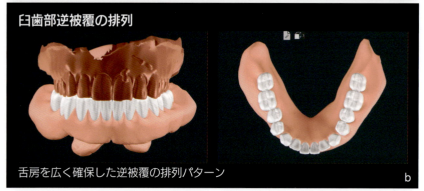

図6 a、b　旧義歯の形態に近い臼歯部正被覆の排列（a）と、舌房を広く確保した臼歯部逆被覆の排列（b）の2パターンの下顎試適用義歯を用意した。

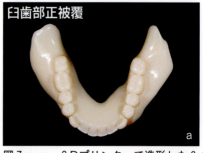 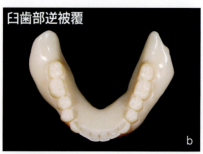 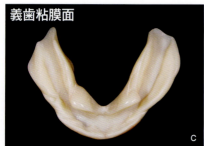

図7 a～c　3Dプリンターで造形した2パターンの試適用義歯。粘膜面（c）は同じである。患者は意外にも臼歯部正被覆（a）の排列を好んだため、aにより義歯を完成させた（写真は佐々木啓充先生〔佐々木歯科医院〕のご厚意による。筆者はデジタル技工を担当）。

（2）Take home try-in

デジタルデンチャーの試適では、3Dプリンターで製作した試適用義歯を実際に使用して生活してもらうことができる。下顎吸着が得られ、安定した義歯を使用すると、咀嚼筋群などのリラクゼーションが図られ、下顎位が変化してくることがある。デジタルデンチャーでは試適用義歯を治療用義歯として使用することにより、下顎位の安定を確認したうえで最終義歯を製作することができる（図8）。これを筆者はtake home try-inと呼んでいる。

なお、薬機法の関係で試適用義歯に使用するインク（ディーマ デンチャー ベース トライ・イン、DENTCA，クルツァー ジャパン）は口腔内での使用は1ヵ月以内と制限されている。これ以上長期で使用する場合は別途、治療用義歯を製作する必要がある。

4）同じ義歯をいくつも製作することができる

万が一、義歯を紛失した場合でも、同じ義歯をすぐに製作することができる。また、顎堤吸収が起こり、義歯を新製する場合も、旧義歯のデータがあれば、これをプリントし、トレーとして使用することで概形印象を行うことなく精密印象を採得することができる。

試適用義歯を治療用義歯として使用

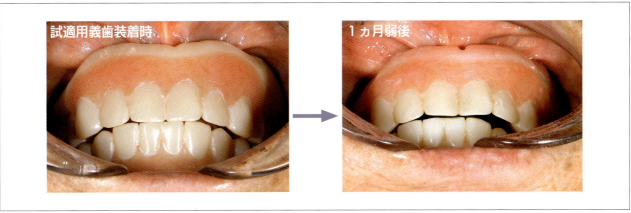

図8　患者は不適合な旧義歯を使用しており、顔貌所見より下顎位が左側へ偏位していることが予想された。このため、安定した義歯を使用すると下顎位が右側へ移動する可能性を考えていた。Take home try-inを行い、1ヵ月弱の間、試適用義歯を治療用義歯として使用していただいたところ、予想どおり下顎位が右側へ移動し、安定した。

参考文献

1. 小田豊（編著），河田英司，吉成正雄，服部雅之（著）．新編歯科理工学 第4版．東京：学建書院，2007：202．
2. Wang C, Shi YF, Xie PJ, Wu JH. Accuracy of digital complete dentures: A systematic review of in vitro studies. J Prosthet Dent. 2021 Feb；125(2)：249-56.
3. Tasaka A, Uekubo Y, Mitsui T, Kasahara T, Takanashi T, Homma S, et al. Applying intraoral scanner to residual ridge in edentulous regions: in vitro evaluation of inter-operator validity to confirm trueness. BMC Oral Health. 2019 Dec 2；19(1)：264.
4. Ender A, Zimmermann M, Mehl A. Accuracy of complete- and partial-arch impressions of actual intraoral scanning systems in vitro. Int J Comput Dent. 2019；22(1)：11-9.
5. 山崎史晃．デジタルデンチャーの時代がやってきた 想像以上にパーフェクト．東京：インターアクション，2023：30-1．

Part 4　デジタルデンチャーに向けた展望

2 効率よく高精度にできるデジタルデンチャー

執筆：飯田雄太

「EOS」「治療用義歯」「ダイナミック印象」の組み合わせが最適

　前項でも述べたとおり、上下顎で安定した総義歯を装着することにより、咀嚼筋群などのリラクゼーションが図られ、下顎位が変化してくる場合がある。不安定な義歯を使用している場合、下顎位は低位で、前方へ移動している傾向にあるため、適切な咬合高径の義歯を装着することにより下顎位が後方へ移動することを筆者はよく経験する。

　そこで筆者は、最終義歯を製作する前に試適用義歯を治療用義歯として使用して下顎位の安定を確認することをしばしば行っている(take home try-in)。そこにダイナミック印象も併用することで、より患者の機能に調和した総義歯となる(図1、2)。

　従来法では、最終義歯の製作時に治療用義歯を患者から預かり、歯科技工所へ送る必要があった(図3)。このため、最終義歯の製作中は、旧義歯もしくは治療用義歯のコピーデンチャーを新たに製作して患者に使用してもらっていた。万が一、そのコピーデンチャーで粘膜に潰瘍ができてしまった場合、痛みで最終義歯が装着できないため、粘膜調整後にもかかわらず最終義歯の粘膜面を削合しなければならなかった。このように、従来法では多くの煩雑なステップを踏む必要があった。

　しかし、EOSを用いたデジタルデンチャーでは、治療用義歯をスキャンして歯科技工所へデータを送るだけで最終義歯を製作できる。また、患者は最終義歯が完成するまでの間も、口腔内で安定して慣れ親しんだ治療用義歯を継続して使用できるため、潰瘍ができる可能性はゼロに近い。

　以上のように、ダイナミック印象を併用した治療用義歯とEOSとの組み合わせが、高い精度を効率よく実現できる最適な方法であると筆者は考えている。

試適用義歯(治療用義歯)と最終義歯

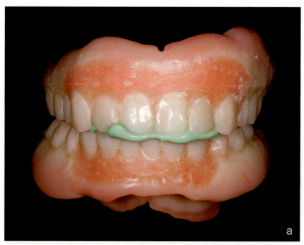
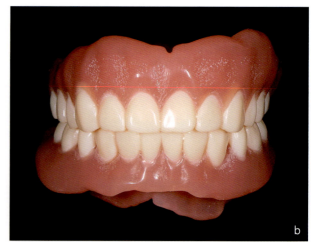

図1a、b　ダイナミック印象を併用し、粘膜調整も行った試適用義歯(治療用義歯)(a)をEOSでスキャンし、3Dプリンターにて最終義歯を製作した(b)。

2．効率よく高精度にできるデジタルデンチャー

旧義歯と新義歯での顔貌の比較

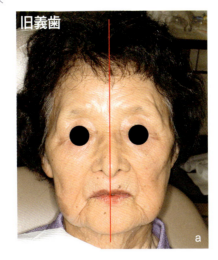
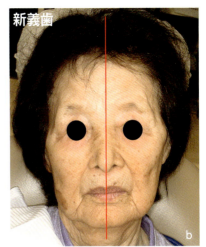

図2a、b　旧義歯と新義歯の顔貌写真の比較。旧義歯では咬合高径が低下し、オトガイの位置が左側へ偏位している。咬合高径を回復した新義歯では、オトガイの位置が正中に移動していることがわかる。

従来法での印象体の配送

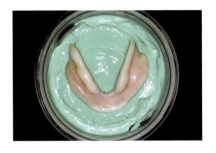

図3　従来法でのダイナミック印象の送り方。ティッシュコンディショナーが変形しないようにするため、アルジネートで固定し、湿潤下で配送する必要がある。

症例紹介

デジタルデンチャーによる製作法を用いた実際の症例を図4〜17に示す。

初診時

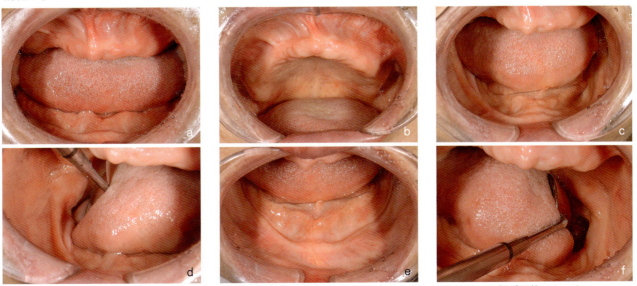

図4a〜f　初診時口腔内写真。患者は81歳、女性。新義歯製作を希望し来院した。特に下顎顎堤の吸収が顕著であった。

Part 4 デジタルデンチャーに向けた展望

初診時（続き）

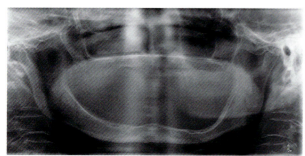

図5 パノラマエックス線写真においても下顎の顎堤吸収が大きいことがわかる。

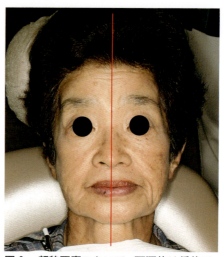

図6 顔貌写真において、下顎位は低位で、大きく左側へ偏位していることがわかる。顎堤の状況と下顎位の偏位より、治療用義歯の期間が長くなることが推測された。

本症例での治療計画

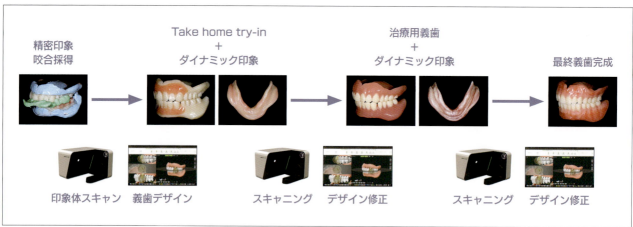

図7 本症例での治療計画を示す。Take home try-inに使用する材料は口腔内での使用期間を1ヵ月以内に収めることが定められているが、本症例では顎位が安定するまでに長期間を要することが予想されたため、3Dプリンターにて治療用義歯を製作することとした。

精密印象採得

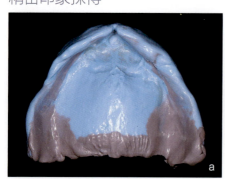
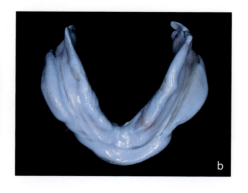

図8a、b 通法どおり上下顎精密印象を採得した。

試適用義歯の製作

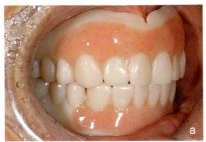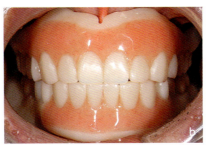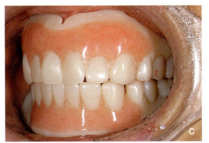

図9a〜c　印象体をEOSにてスキャンし、CADソフトにてデザイン後、試適用義歯を製作し、take home try-inを行った。試適用義歯のインクは白一色となるため、審美性の確保のために前歯部唇側研磨面をカットバックし、即時重合レジン（ユニファストⅢ、ジーシー）を築盛した。

Take home try-in前後の下顎位

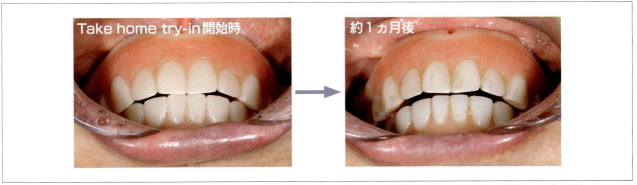

図10　ダイナミック印象も併用し、試適用義歯を約1ヵ月使用してもらった。下顎位はやや右後方へ移動したが、予想よりも移動量が少なく、タッピングもややばらつきが残っている。

治療用義歯の製作

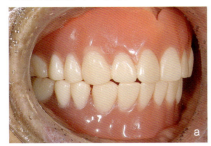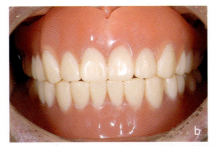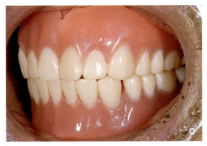

図11a〜c　試適用義歯をEOSにてスキャンし、3Dプリンターにて治療用義歯を製作した。

治療用義歯使用前後の下顎位

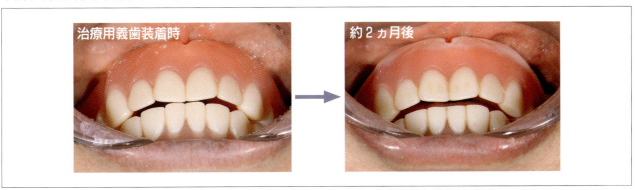

図12　ダイナミック印象も併用し、約2ヵ月間調整を行ったところ、さらに下顎位は右側後方へ移動し、安定した。

Part 4　デジタルデンチャーに向けた展望

ゴシックアーチ描記の変化

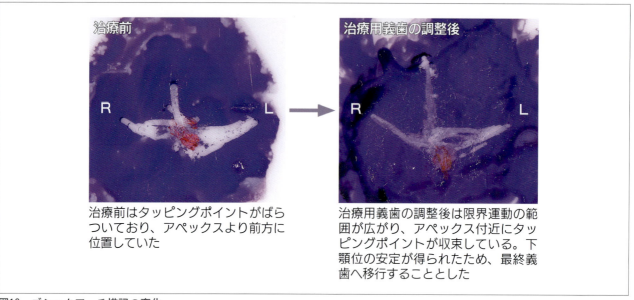

図13　ゴシックアーチ描記の変化。

最終のダイナミック印象

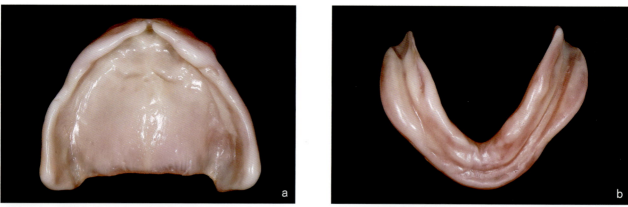

図14a、b　最終のダイナミック印象。EOSにてスキャンし、ミリングにて最終義歯を製作してもらうため、歯科技工士へメールでSTLデータを送った。最終義歯完成までの期間は患者に治療用義歯を使用してもらう。

最終義歯完成

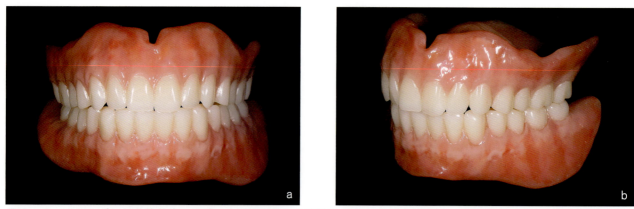

図15a、b　ミリングにて最終義歯を完成した（技工担当：石川航生氏〔やまざき歯科医院〕）。義歯床ディスク：Ivotion ベース Preference、Ivoclar Vivadent。人工歯ディスク：Ivotion デント Multi A2、Ivoclar Vivadent。キャラクタライズ材料：SR ネクスコ、Ivoclar Vivadent。

2．効率よく高精度にできるデジタルデンチャー

最終義歯装着時

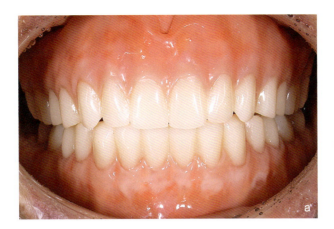

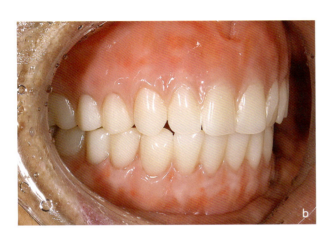
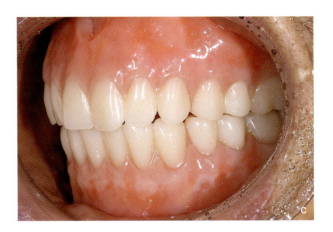

図16a〜c 人工歯はグラデーションディスクを使用し、歯肉のキャラクタライズも行ってもらったため、高い審美性が得られた。

治療前（旧義歯装着時）、治療用義歯装着時、最終義歯装着時の顔貌

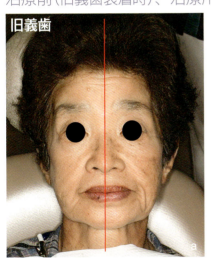
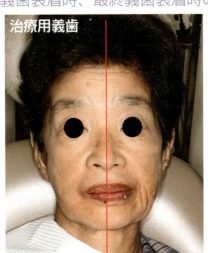
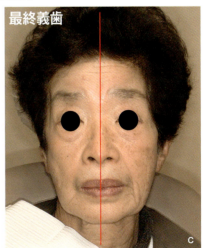

図17a〜c 治療前（旧義歯装着時）〔a〕、治療用義歯装着時（b）、最終義歯装着時（c）の顔貌の変化。cではオトガイがほぼ正中に位置し、口腔周囲筋がリラックスしている。OHIP-14のスコアも治療前の24から最終義歯では最高点の14を獲得し、高い患者満足度が得られた。

Part 4　デジタルデンチャーに向けた展望

3 総括、これからの展望

執筆：山崎史晃

今後のデジタルデンチャーの発展に期待される5つの点

　デジタルシステムの導入により、高精度の義歯を効率的に製作することが可能になった。筆者の医院では、個人トレー、試適用義歯、完成義歯の製作各ステップを1～2日という短期間で完了させることができ、患者から非常に喜ばれている（図1）。

　ここで言う高精度な義歯とは、精密印象の内面と辺縁形態を正確に再現する義歯を指す。つまり、精密印象が不十分であれば、デジタルデンチャーの成功は望めない。このため、本書に記載されている下顎吸着義歯システムに基づく手技をしっかりと習得することが、デジタルデンチャーの成功に不可欠である。

　今後のデジタルデンチャーの発展に期待される点として、5点について以下に述べる（図2）。

デジタルデンチャーシステムのワークフロー

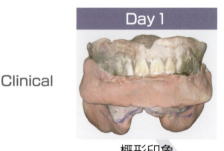
Day 1　Clinical
概形印象
仮の咬合採得

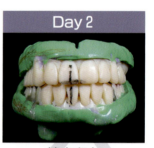
Day 2
精密印象
咬合採得
試適

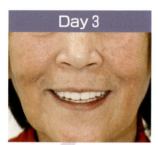
Day 3
義歯装着

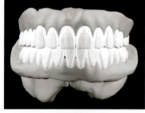
Technical
人工歯付き
個人トレー

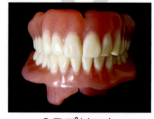
3Dプリント
ミリング

図1　人工歯付き個人トレーを用いた、デジタルデンチャーシステムのワークフロー。石膏模型や埋没・重合を必要としないデジタルデンチャーシステムは、技工工程を短期間で完了させることができるため、筆者の医院では最短3日で完成義歯を提供することが可能になっている。

3．総括、これからの展望

デジタルデンチャーの発展に期待される点

図2　今後のデジタルデンチャーの発展に期待される5つの点。

①口腔内のスキャニングの精度・使用感の向上
②人工歯排列・歯肉形成の使いやすいソフトウェアの開発
③金属フレームと義歯床の融合
④審美性の向上
⑤デジタル機器や材料の価格低下

①口腔内のスキャニングの精度・使用感の向上

現在の口腔内スキャナーでは、粘膜をスキャンする際、可動粘膜の引っ張り方によって形態が大きく変わることがある。また、下顎の狭いエリアのスキャンではマッチングエラーが頻発し、スムーズなスキャンが難しい状況である（図3）。アルジネート印象材による概形印象よりも効率的で精度が高いとは言えないため、嘔吐反射が激しい、フラビーガムが著しい症例以外では使用していない。

アルジネート印象とデジタル印象の重ね合わせ

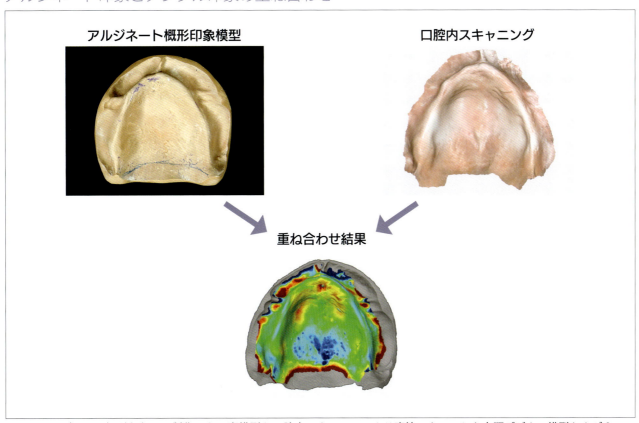

図3　アルジネート概形印象から製作した石膏模型と口腔内スキャナーにより直接スキャンした上顎デジタル模型および2つの模型の重ね合わせ。口腔内のスキャニングでは頬側を強く引っ張るため、頬小帯もはっきり見えず、重ね合わせ画像でも変形が大きいことが認められる。

Part 4 デジタルデンチャーに向けた展望

②人工歯排列・歯肉形成の使いやすいソフトウェアの開発

ソフトウェアが提案する人工歯排列や歯肉形成は修正が必須であるが、パソコン画面の2Dデータ上で修正するにはトレーニングが必要である。AIを活用して、これらの作業を簡便に行えるソフトウェアが開発されれば、多くの歯科医師・歯科技工士がデジタル技術を導入しやすくなるであろう。これにより、デジタルデンチャーの普及が進むことが期待される（図4）。

AIを活用した人工歯排列

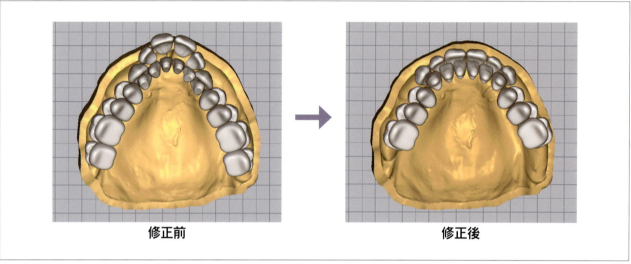

図4　ソフトウェアによる人工歯排列の修正前と修正後（写真提供：亀遊宏直JPDA指導技工士）。このような排列の修正には時間がかかり、さらにパソコンに負荷をかけるため、エラーの一因となりやすい。

---

③金属フレームと義歯床の融合

部分床義歯のデジタルでのフレームワーク製作法には、ひな型を造形して埋没・キャストする方法、金属粉の3Dプリンティング、金属ディスクのミリングによる方法があるが、メタルフレーム部と義歯床部との融合にはアナログによる工程が必須である。金属床義歯や金属フレームの部分床義歯をフルデジタルで製作することが可能になれば、この分野での普及も期待される（図5）。

金属フレームの部分床義歯製作のデジタル化

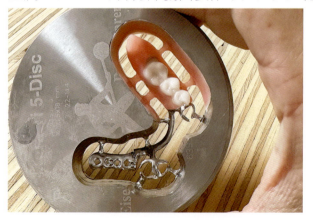

図5　金属フレームの部分床義歯製作におけるフルデジタル化。
①チタンディスクからフレームを削り出す、
②義歯床部にレジンを流し込み、義歯床部のカスタムディスクを製作する、
③もう一度、義歯床部と人工歯のミリングを行い、部分床義歯を完成させる、
という工程により製作される（写真はDenture Health Care〔オーストラリア・ブリスベンの義歯専門クリニック〕のご厚意による）。

④審美性の向上

　人工歯ディスクの透明層のレイヤリングは、既製人工歯よりも劣るとされ、さらに強度向上のため各人工歯が連結されているため、従来法の義歯よりも審美的に劣るとの評価がある。筆者の医院での300症例の結果として、審美に関する問題を訴える患者は経験していないが、簡便なキャラクタライズによってどこまで審美性を向上させることができるかを課題として取り組んでいる。

デジタルデンチャーの審美性

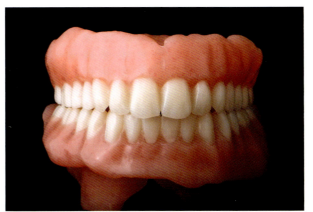

図6a　削り出し直後のミリング義歯。

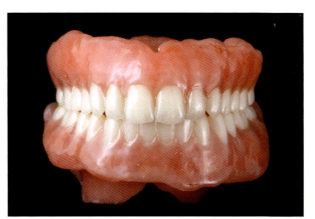

図6b　人工歯にキャラクタライズを行ったミリング義歯。

⑤デジタル機器や材料の価格低下

　デジタルの導入では、スキャナー、CAD/CAMソフトウェア、3Dプリンター、ミリングマシンなどの機器の購入だけでなく、各機器の保守料も計算しておかなければならない。さらに、現状ではデジタル機器や材料の価格が高いため、導入のハードルが高くなっている。自分の医院や技工所ですべてそろえる必要があるのか、外注することが可能なのかを考えて導入する必要がある。

　ミリング機器の選択においても、ジルコニア・CAD/CAM冠・セラミックス・メタル・義歯などすべてを造形できる機器は非常に高額であるため、情報を収集してシステムを構築しなければならない。デジタルデンチャーの材料もメーカーが限られているため高額であるが、今後、デジタルデンチャーの普及によって提供するメーカーが増えれば材料価格の低下が期待される。

シリーズ MIに基づく歯科臨床　補巻

生体に優しい総義歯製作法
～高維持力機能総義歯～

五十嵐尚美・高橋宗一郎　著

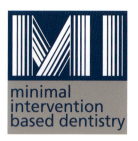

吸着することは大切だが，
吸着しすぎる義歯は生体に為害性がある．

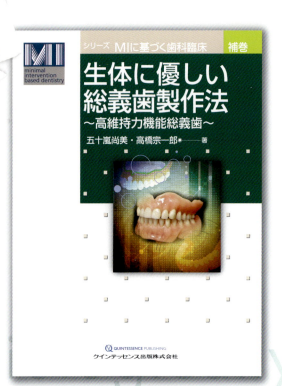

総義歯製作は，まず診査・診断を基に治療計画立案を行い，その後製作過程においても必要に応じ診査・診断，再治療計画を行うプロセスが大切である．「装着違和感がなく外れやすくない，咀嚼能率が良く，審美・発音に優れ長期装着可能な総義歯」を製作することは，口腔の健康のみならず，全身の健康にも寄与できると確信している．そのための維持や機能を取り込み患者固有の総義歯を製作することが重要である．

 高維持力機能総義歯とは，何でしょうか？特徴を教えてください．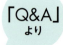

 　食事をしていない時には義歯を入れていない錯覚を起こすような装着感でふんわり付着していますが，食事中には，しっかり維持力を発揮して咀嚼能率を向上させる総義歯です．
　歯のある家族と一緒に，同じものを同じ時間で食べることができます．機能的な研磨面形態を再現することで，細かなゴマやイチゴの種などが義歯粘膜面に入らず食渣が頰側に溜まることもありません．
　加えて審美・発音の満足度も高く義歯床下組織にかかる咀嚼力も均等なため，歯槽骨の吸収も緩慢になり長期使用が可能です．完成総義歯の調整が少ないのも特徴です．

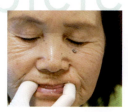 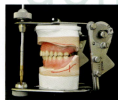 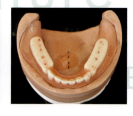 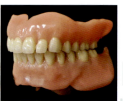

●サイズ：A4判変型　●316ページ　●定価19,250円（本体17,500円＋税10％）

クインテッセンス出版株式会社
〒113-0033　東京都文京区本郷3丁目2番6号　クイントハウスビル
TEL. 03-5842-2272（営業）　FAX. 03-5800-7592　https://www.quint-j.co.jp　e-mail mb@quint-j.co.jp

長期症例に学ぶ
パーシャルデンチャー
包括的医療における設計と臨床

中川 昌樹 著

症例分析と補綴設計が学べる実践的な成書

「設計が正しければパーシャルデンチャーは一生もの」――。多様な長期症例の数々から症例分析と補綴設計の要点を学ぶことができる即実践的なパーシャルデンチャーの成書。

咬合支持の有無により色分けした歯式に基づき、受圧ー加圧、対向関係、アンテリアガイダンス、支台歯にかかる力等を分析し、予知性のある設計につなげる「中川の歯式を用いた症例分析法」などの手法を紹介。

欠損類型別に長期症例の数々を解説した貴重な症例集は、読み応えが十分で一見の価値あり。

CONTENTS
- Chapter 1 パーシャルデンチャー臨床の原理と原則10ヵ条
- Chapter 2 各パーツの設計と果たす役割
- Chapter 3 症例の分析と診断基準
- Chapter 4 欠損の診断と分類および義歯床設計
- Chapter 5 包括的義歯設計と製作のシークエンス
- Chapter 6 症例集―特にハイリスクケースを中心に―

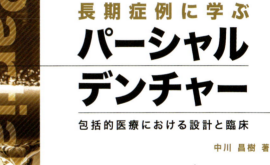

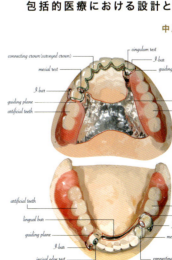

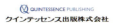

●サイズ：A4判　●224ページ　●定価13,200円（本体12,000円＋税10%）

クインテッセンス出版株式会社
〒113-0033　東京都文京区本郷3丁目2番6号　クイントハウスビル
TEL 03-5842-2272（営業）　FAX 03-5800-7592　https://www.quint-j.co.jp　e-mail mb@quint-j.co.jp

クインテッセンス出版の書籍・雑誌は、
弊社Webサイトにてご購入いただけます。

PC・スマートフォンからのアクセスは…

歯学書　検索

弊社Webサイトはこちら

QUINTESSENCE PUBLISHING 日本

QDT別冊
いちから始める！　目で見てわかる！　下顎吸着総義歯

2024年10月10日　第1版第1刷発行

監　著　山崎史晃（やまざきふみあき）

著　者　安達隆帆（あだちりゅうほ）/ 飯田雄太（いいだゆうた）/ 今田裕也（いまだゆうや）/ 桑名勇至（くわなゆうじ）
　　　　須藤哲也（すどうてつや）/ 永田一樹（ながたかずき）/ 林　宏暁（はやしひろあき）

発 行 人　北峯康充

発 行 所　クインテッセンス出版株式会社
　　　　　東京都文京区本郷3丁目2番6号　〒113-0033
　　　　　クイントハウスビル　電話(03)5842-2270(代表)
　　　　　　　　　　　　　　(03)5842-2272(営業部)
　　　　　　　　　　　　　　(03)5842-2277(編集部)
　　　　　web page address　https://www.quint-j.co.jp

印刷・製本　サン美術印刷株式会社

©2024　クインテッセンス出版株式会社　　禁無断転載・複写
Printed in Japan　　　　　　　　　　　　落丁本・乱丁本はお取り替えします
ISBN978-4-7812-1034-6　C3047　　　　　定価は表紙に表示してあります